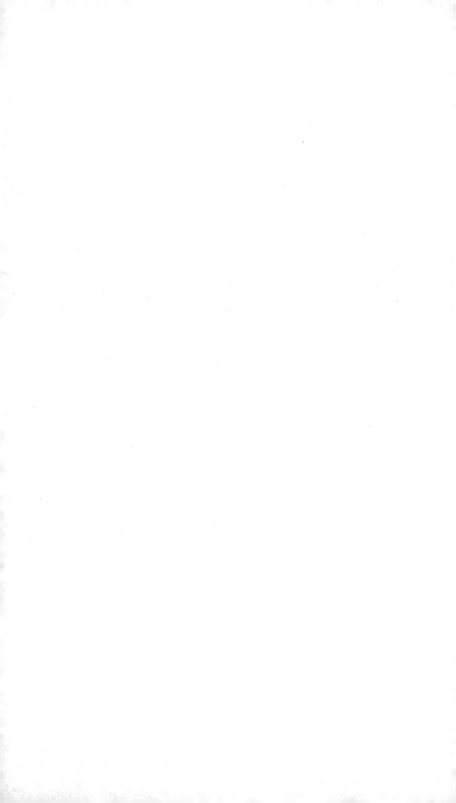

TERAPIA DEL BOSQUE

SARAH IVENS

TERAPIA DEL BOSQUE

Felicidad para las cuatro estaciones
a través del contacto con la naturaleza

URANO
Argentina – Chile – Colombia – España
Estados Unidos – México – Perú – Uruguay

Título original: *Forest Therapy – Seasonal Ways to Embrace Nature for a Happier You*
Editor original: Piatkus, an imprint of Little, Brown Book Group, London
Traducción: Scheherezade Surià López

1.ª edición: Septiembre 2018

ISBN: 978-84-16720-38-5
E-ISBN: 978-84-17312-38-1
Depósito legal: B-20.753-2018

Fotocomposición: Ediciones Urano, S.A.U.

Impreso por Rodesa, S.A. – Polígono Industrial San Miguel
Parcelas E7-E8 – 31132 Villatuerta (Navarra)

Impreso en España – *Printed in Spain*

Sobre la autora

Sarah Ivens es autora de ocho éxitos de ventas sobre bienestar y estilos de vida, entre los que se incluyen *A Modern Girl's Guide to Getting Hitched* y *Guía de etiqueta para jóvenes: saber estar en cualquier situación para chicas modernas.* (Amat, Barcelona, 2007). Y es la editora fundadora de la revista *OK!* en Estados Unidos.

Londinense reconvertida en sureña de Estados Unidos, Ivens pasa sus días entre Austin, Texas, e Inglaterra, después de cinco años en Nueva York durante los que dirigió *OK!* y dos años en Los Ángeles, donde trabajó para el equipo de desarrollo dramático en HBO y se formó como *coach* personal.

Actualmente realiza un doctorado en Humanidades en la Universidad de Louisville (Kentucky) y escribe para el *Daily Mail*, el *Daily Telegraph*, *Stella*, *Glamour*, *Marie Claire*, el *New York Post* y la revista *YOU*. Ha trabajado en plantilla en *Tatler*, el *Daily Mail*, *Marie Claire* y el *Sunday Mirror*.

Los libros mencionados anteriormente los publica Piatkus, además de *A Modern Girl's Guide to Dynamic Dating*, *A Modern Girl's Guide to the Perfect Single Life*, *A Modern Girl's Guide to Getting Organized*, *A Modern Girl's Guide to Networking* y *The Bride's Guide to Unique Weddings*. *No Regrets: 101 Fabulous Things to Do Before You're Too Old, Married or Pregnant* lo publica Random House.

Para William y Matilda, los regalos más mágicos que podría darme la Madre Naturaleza, y en memoria de mi abuela, Mollie Guillaume, que me enseñó qué son la gratitud, la fuerza y la amabilidad, y a quien sigo echando de menos cada día.

Índice

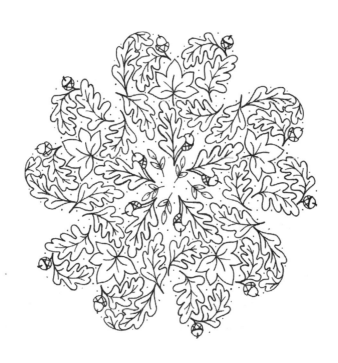

Introducción

«Hay deleite en el bosque sin senderos, éxtasis en la costa solitaria, compañía allí donde nadie se inmiscuye, junto al mar profundo, y hay música en su rugido: no amo menos al hombre, sino más a la naturaleza.»

Lord Byron

¿Quién no se ha sentido más feliz después de un paseo por el bosque, un pícnic en el parque o un baño en el mar? Nadie. Estar en la naturaleza es un bálsamo para el alma, hay algo revitalizante en ella, en hacer un buen uso del exterior, en ser consciente de los regalos de la Madre Naturaleza y en coger con las manos bien abiertas la primavera y el verano, y esos días frescos de cielos claros que ofrecen el otoño y el invierno. Sin embargo, y por desgracia, estamos perdiendo estas cualidades. Nos estamos convirtiendo en criaturas atrapadas entre cuatro paredes y enterradas bajo listas de cosas por hacer; hibernamos mientras el mundo crece, florece, cambia. ¡Piensa en cuántas cosas nos estamos perdiendo! Nos estamos perdiendo el refrescante olor del pino y el césped recién cortado. Nos perdemos el placer de la lluvia de florecillas en primavera y no nos dejamos deslumbrar por la belleza de las rosas del final de verano. Estar en la naturaleza nos da esa diversión que sentíamos de niños al chapotear por los charcos de barro en otoño o deslizarnos por la nieve fulgurante una mañana de invierno. Estar en la naturaleza es estar en armonía con el cambio de las estaciones y disfrutar del mundo natural que nos rodea. Es tocar un pétalo de tacto aterciopelado, oír el leve chirrido al tocar una brizna de hierba, ver bailar las semillas del diente de león. Es estar vivo y presente, y no perdernos nada.

Pero en este momento, nos lo estamos perdiendo. Nos quedamos en casa y nos perdemos lo de fuera y eso nos entristece, nos pone nerviosos y peores cosas aún. Lo sé porque me pasó.

De pequeña, disfrutar del exterior era el pan de cada día. Nací en Waltham Forest, un distrito de Londres protegido y famoso también por los bosques en los que Enrique VIII e Isabel I solían escapar de los dramas y las vicisitudes de la corte real. Pasaba gran parte del día en el barro, pisando los pétalos caídos para sacarles todo el perfume o fingiendo que me casaba con el hijo del vecino bajo el cerezo que teníamos en el jardín. Los niños son conscientes de la naturaleza de un modo instintivo y natural, y mientras vivía el turbulento divorcio de mis padres, recuerdo encontrar alivio en el mundo que me había creado en los estanques y los matorrales que rodeaban mi casa. Veía cómo les salían patas a los renacuajos y los pollitos recibían la comida del pico de sus madres y, a pesar del ruido de los adultos, era feliz.

Cuando tenía once años, mi hermano pequeño y yo nos mudamos con mi madre y su nuevo marido a Essex, a una casita que daba al bosque de Epping y a una carretera que, de una forma mágica y profética, se llamaba Sylvan Way. Por aquel entonces la belleza de los árboles cobró una importancia distinta. De adolescente, pasé muchas horas entre ellos; entonces el bosque era un sitio en el que cobijarme de las reglas y la interferencia de los adultos: mis amigas y yo nos reuníamos allí y experimentábamos con tableros de ouija, besábamos a chicos monos y fumábamos o, mejor, dicho nos ahogábamos, a hurtadillas. Ahora, ya adulta, soy consciente de que esas tardes en la naturaleza deambulando con mis amigas del alma me hicieron quien soy. En los bosques encontré el equilibrio y experimenté la libertad por primera vez.

Pero cuando cumplí los veinte años regresé al colérico laberinto de hormigón de Londres y empecé a pasar mis días yendo a trabajar a cubículos grises por pasillos de metro sucios y mal ventilados. Cuando me sentía más intoxicada y adormecida, en un matrimonio infeliz y bajo las órdenes de un jefe intimidante, visité a una lectora de aura para un artículo que tenía que escribir para una revista. Me dijo: «Tu aura es verde, pero se ahoga con la energía que la rodea. Tienes que salir al campo, descalzarte y sentir las briznas de hierba entre los dedos de los pies. Te salvará el alma». No le hice ni caso, claro. Estaba demasiado ocupada para dejarme llevar por los placeres pastorales.

En 2005, con veintinueve años, me mudé a un animal todavía más colérico y de hormigón, la ciudad de Nueva York, para dirigir una revista semanal. Hacía las tres comidas del día en el despacho y sobrevivía a base de falsos estimulantes como café y pizza. Yo era gris y mi vida también. Contraté a una profesora de yoga (y tomaba clases en mi apartamento gris), pero no gozaba de una buena salud. El verde no se veía por ningún lado, excepto en la cerveza durante el desfile del día de San Patricio que sacudía Manhattan cada primavera. Mi matrimonio se vino abajo, me divorcié y me hundí emocionalmente. Una amiga me recogió y me envió a un retiro en México, donde nuestros días se regían por la salida y la puesta del sol, por caminatas en la playa y paseos en bicicleta por bosques exuberantes hasta unas pozas profundas llamadas cenotes. Mientras recogíamos fruta de los árboles y nos prendíamos flores del pelo, volvía a levantarme. La naturaleza había llenado mi corazón roto con conchas, agua de coco y el aroma del frangipani.

Volví a presenciar el poder de la naturaleza en 2010, a los treinta y cuatro años, cuando pedí una excedencia para viajar por Asia durante tres meses con mi segundo marido, Russell. Llevábamos dieciocho meses intentando quedarnos embarazados y esto era una especia de gira de la fertilidad para desestresarnos y barajar opciones mientras nos dedicábamos a nosotros mismos, juntos. Queríamos reconectar el uno con el otro y con el mundo. En Indonesia, visité a la gurú balinesa de Elizabeth Gilbert que aparece en *Come, reza, ama* en busca de ayuda. Me dijo que si me relajaba, meditaba, conectaba con la naturaleza y abría un salón de uñas tendría dos hijos. Cuidado con el destripe: ahora tengo dos hijos, pero no hago manicuras.

Sin embargo, mi experiencia más importante, ocurrió en Japón al cabo de unos meses, en los frondosos jardines de un templo de Kioto, donde un guía local me dijo que paseara tranquilamente entre los bambús en silencio, deteniéndome a oler el musgo o comprobar la flexibilidad de las hojas, todas de formas distintas.

Me sentí como un Wordsworth inspirado por Asia, meditando al recorrer un sendero ondulante, con los sentidos embargados por ese confeti especial que son las hojas del cerezo. Sentí cómo la ansiedad de todos esos meses, preocupada por si podría concebir o no, se diluía mientras me sumía en el verdor. Era una sensación muy intensa y decidí llevármela a casa. A los trece meses, di a luz a mi hijo.

Volví a conectar con la naturaleza de una forma significativa que me salvó la vida y *Terapia del bosque: felicidad para las cuatro estaciones a través del contacto con la naturaleza* también te ayudará a ti. Este libro te ofrece una receta muy sencilla para mejorar tu vida: salir a disfrutar del aire libre. Muchas de las cosas que te contaré son de sentido común; solo necesitas que te lo recuerden. Es un regreso a la manera de vivir que las generaciones pasadas —hasta la de nuestros padres— adoptaban mucho más que nosotros y va de la mano con las investigaciones sobre la salud mental, física y emocional de las que ahora disponemos.

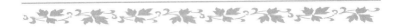

¿Por qué es sabia la naturaleza?

He aquí algunos de los beneficios que investigadores, estudiosos y profesores han descubierto que ocurren cuando una persona sigue una terapia del bosque en su vida. Una vida al aire libre:

- Reduce la tensión arterial y la frecuencia cardíaca
- Reduce la ansiedad, la rabia, la depresión, la obesidad, el TEPT (trastorno de estrés postraumático) y el TDAH (trastorno por déficit de atención e hiperactividad)

- Restablece la concentración y la capacidad de atención
- Mejora el sueño
- Fortalece el sistema inmunitario
- Incrementa la actividad de las células asesinas naturales que combaten los tumores y el cáncer
- Aumenta la energía y la vitalidad
- Aumenta la consciencia y la percepción sensorial
- Promueve una conexión sana entre cuerpo, mente y corazón
- Aumenta la capacidad intelectual y la claridad de pensamiento
- Aumenta la autoestima, la empatía, la bondad y la compasión
- Potencia la creatividad y la intuición
- Aumenta los sentimientos de asombro, curiosidad y gratitud
- Fomenta un envejecimiento más saludable
- Inculca el amor por la naturaleza y una mentalidad ecológica
- Calma el sistema nervioso
- Relaja el cerebro saturado

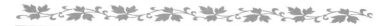

Hoy por hoy, no soy una adicta al ejercicio físico; sigo siendo una empollona amante de los libros aficionada a los bocadillos de queso y a los Ferrero Rocher, así que no pienses ni por un instante que este libro te exigirá lo imposible o que será increíblemente encomiable. No obstante, los beneficios para la salud física y mental de estar al aire libre eran demasiado valiosos como para no hacerles caso —incluso para alguien como yo—, así que mi familia y yo nos hemos esforzado para encajar más la naturaleza en nuestras vidas. Doy paseos semanales con amigos en lugar de sentarme en una cafetería. Paso momentos *friluftsliv* románticos con mi marido (*friluftsliv* es una palabra encantadora para la filosofía escandinava sobre la vida al aire libre). Por ejemplo, esta semana dimos un paseo al atardecer hasta llegar a la cima de un lugar muy bonito para ver pasar la Estación Espacial Internacional en vez de salir a cenar. ¿Ves? Sigo siendo una empollona. Cuando es seguro, doy paseos sola por el arroyo que está cerca de mi casa para procesar mis pensamientos, dilemas y listas de tareas pendientes. Todos estos cambios en mi estilo de vida han sido buenísimos para mis relaciones y para mí.

El propósito de los siguientes doce capítulos es animarte a ti y a tus seres queridos a salir al aire libre con la intención de conectar con la naturaleza de una forma sanadora, de abrir todos los sentidos e interactuar dinámicamente con la tierra, ya sea en un parque de la ciudad o en un bosque en el campo. Las páginas están llenas de un elixir de sensatez respaldado por la ciencia, anécdotas inspiradoras cargadas de bienestar y fáciles de imitar e ideas divertidas para abordar la larga lista de dilemas de hoy en día, desde luchar contra la crisis de la «infancia de interior» que afecta a nuestros hijos hasta superar el estrés y mejorar tu aspecto físico. Además, lo mejor de todo es que este remedio esencial, es decir, la terapia del bosque y salir al aire libre, no cuesta dinero y es adecuado para todas las edades.

Aprender a encajar más la naturaleza en tu vida no tiene que ser una carrera o un desafío; no es necesario ponerse una distancia como objetivo, ni ir mirando el podómetro; eso sí, cuanto más le dediques, más beneficiosa será la relación con el paso del tiempo. Sin duda, *Terapia del bosque* no está escrito para expertos en páramos salvajes, vaqueras, alpinistas o practicantes de *rafting*. Este libro no es para adictos a la adrenalina, atletas de competición o correcaminos, ni para hilofóbicos (personas que tienen fobia a los bosques). Está escrito para personas que se encuentran en todo tipo de entornos tóxicos o en callejones sin salida y quieren vivir mejor. Puede que los urbanitas argumenten que no hay ningún sitio cerca en el que conectar con la naturaleza, pero hay que pensar de forma creativa: parques, granjas urbanas, museos, galerías o terrenos de monumentos históricos, jardines en los asilos, etc. Tampoco hace falta tener delante el Parque Nacional North Yorkshire Moors de Inglaterra o el Bosque de Redwood de Estados Unidos, puedes disfrutar de la naturaleza en cualquier sitio donde haya árboles, tiempo y buena intención.

Si somos capaces de entender el principio de que estar en la naturaleza es bueno para el cuerpo y el alma, *Terapia del bosque* te ayudará a convertirlo en un proceso, en una práctica, y no solo en algo que nos suena bien pero para lo que no encontramos el tiempo. Como el yoga, la meditación, la oración, el ejercicio, la participación en un club de lectura y muchas otras iniciativas admirables, entablar una relación significativa con la naturaleza necesita su tiempo y se fortalece al pasar una y otra vez por todos los ciclos de las estaciones. Todos nos beneficiaremos de la integración del aire libre en nuestras rutinas semanales. Solo tenemos que volver a aprender cómo se hace. Necesitamos que se nos recuerde lo bien que nos sentimos al chapotear en un charco, hacer una tarta con barro, trepar por los árboles, cazar ardillas, inspirar el aroma de las flores y buscar comida en el bosque.

Se darán respuestas y consejos a los padres sin inspiración que quieran reconectar con sus familias, a los ratones de biblioteca que busquen sacudirse las telarañas, a los niños enjaulados que necesiten desahogarse, a los profesionales estresados que quieren detenerse un momento a oler las flores y a las mamás exhaustas que necesitan un impulso rejuvenecedor. Todos sabemos que salir fuera nos hace bien. Nuestros antepasados lo hacían. Nosotros también deberíamos. Este libro te ayudará a vivir una vida más inolvidable y fabulosa al aire libre, porque, en verdad, la naturaleza es la mejor medicina.

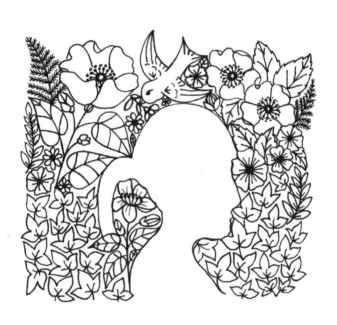

1

Convencidos por la ciencia y la estadística

«Mira profundamente la naturaleza y entonces
lo comprenderás todo mejor.»

Albert Einstein

La ciencia y las estadísticas a raudales avalan la razón por la
que necesitamos de inmediato las recetas que ofrece este libro. Sí, los beneficios de un paseo por el bosque y de una bocanada de aire fresco son de sentido común. Tanto, que no
tendría sentido convertirlos en una revolución del bienestar,
pero como generación de padres y compañeros, de aprensi-
vos y trabajadores, estamos perdidos.

En el Reino Unido, las zonas verdes y los parques infantiles están mucho más vacíos que hace veinte años y las com-
pras por Internet se han convertido en el pasatiempo nacional. La Public Health England (entidad que se ocupa de la
sanidad pública en dicho país) ha publicado un estudio que
muestra que los ingleses de hoy son un veinte por ciento menos activos con respecto a la década de los sesenta, y si la
tendencia continúa, esta cifra alcanzará el treinta y cinco por
ciento en 2030. Por tanto, han publicado una guía respaldada
por el Gobierno para revertir esta situación tan alarmante,

que insta a la población adulta a realizar ciento cincuenta minutos de ejercicio moderado a la semana y recomienda actividades como la jardinería, los paseos, el senderismo, el ciclismo, el baile o la natación.

En Estados Unidos también se ha reducido el número de visitas por habitante a los parques estatales y nacionales durante el mismo período. Las investigaciones publicadas por la Escuela de Salud Pública de Harvard nos advierten de que la población adulta estadounidense pasa más tiempo dentro de los vehículos que al aire libre.

Sabemos que esto no nos beneficia en ningún aspecto, pero no estamos seguros de cómo solucionarlo. ¿Cómo podemos nosotros, la gente ocupada y estresada de la ciudad y de las afueras, aprovechar la naturaleza de una manera profunda y significativa, si estamos tan ocupados mirando las pantallas y corriendo de un edificio al coche y del coche a otro edificio, solo para seguir el ritmo del mundo que nos rodea? ¿Cómo va a ser posible volver a conectar con los cambios estacionales, los sonidos de la naturaleza y el bálsamo del silencio?

Sin embargo, sabemos que debemos encontrar el modo de hacerlo, ¿no es así? Porque, si bien es cierto que nunca habíamos estado tan desconcertados, también es verdad que nunca habíamos sido tan conscientes de la necesidad de volver a los antiguos rituales de nuestros antepasados para vivir de una manera más sencilla, al ver nuestras redes sociales o al leer los titulares de los periódicos que nos alertan de los peligros de una vida sedentaria, recluidos en casa y obsesionados con la tecnología. Pero tenemos que hacerlo ya.

He observado que sacar tiempo, aunque tan solo sean diez minutos al día, si eso es lo único de lo que dispones, puede marcar la diferencia. Sé por experiencia lo difícil que es soltar el móvil, apagar la televisión y rechazar una copa de vino, pero también sé que desconectar de estas distracciones fabricadas por la raza humana y salir a dar un paseo por el jardín o llevar a los niños al parque mejora mi estado de ánimo, aumenta mis energías y, sin duda, me hace estar mucho menos estresada.

La Madre Tierra ama a la Madre Naturaleza

En todo el mundo, la gente está empezando a ponerle nombres y a poner en práctica al arte de retomar el contacto con la flora y la fauna. Las cifras y los hechos sobre la importancia de la naturaleza para nuestro bienestar físico y mental comenzaron a surgir a nivel mundial cuando esta se incluyó como parte del programa de sanidad pública en Japón en 1982. El Ministerio japonés de Agricultura, Silvicultura y Pesca acuñó la expresión *shinrin-yoku* (baño de bosque) y convirtió la idea de dar un paseo consciente por la naturaleza en un pasatiempo nacional que mejoraría la salud, el bienestar y la felicidad de quien lo practicara porque se abrían los cinco sentidos al entorno natural, se respiraba hondo y se caminaba pensativamente, conectando con la naturaleza a un ritmo que permitía la recuperación. Durante los siguientes ocho años, el Gobierno japonés invirtió millones en estudiar los efectos fisiológicos y psicológicos del *shinrin-yoku* y descubrió efectos positivos en la inmunidad, la tensión arterial y los niveles de estrés que podían prolongarse hasta un mes después de cada «baño» en el bosque. Esto llevó a la demarcación de cuarenta y ocho rutas terapéuticas para este fin.

En otros lugares, los expertos en bienestar son conscientes de esta verdadera necesidad, y los clubes de baños de bosque y los programas de paseos de mindfulness (atención plena) en la naturaleza se han extendido por las zonas de moda de Estados Unidos, así como por las estresadas grandes ciudades y los paraísos *hippies* del campo en el Reino Unido. La reaparición de la moda escandinava del *friluftsliv* (vida al aire libre) ha provocado la expansión de la gente con mentalidad *hygge* por toda Europa, una filosofía danesa que busca la felicidad.

En 2017, según el Informe Mundial de la Felicidad de las Naciones Unidas, Noruega fue el país más feliz del mundo. Su Gobierno se centra en la salud y la libertad mentales y físicas al considerarlas factores decisivos, así como en favorecer la creación de espacios sociales positivos que reúnan a la gente en la naturaleza, como parques y reservas naturales. En este mismo informe, Estados Unidos ocupaba el decimocuarto puesto; Irlanda, el decimoquinto; y el Reino Unido, el decimonoveno. De esto podemos sacar algunas conclusiones: no solo tenemos mucho que aprender de los noruegos, sino que debemos reorganizar nuestras mentes del siglo XXI para que incluyan más vida al aire libre y apoyo social y centrarnos en el cuidado personal, en la salud mental y en sentirnos mejor y más fuertes utilizando lo que está a nuestro alcance. Puede que en términos financieros seamos más ricos que Noruega, pero tenemos que ponernos al día en lo que de verdad importa: la riqueza de felicidad.

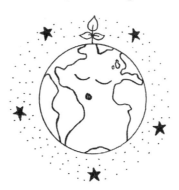

Inger, 55 años

«En Noruega, la naturaleza está omnipresente y es necesario relacionarse con ella constantemente. Cualquier persona noruega que se precie dirá: "No existe el mal tiempo, solo la ropa inadecuada. Ponte un anorak y sal". Se venera la naturaleza y esta conforma cada aspecto de la vida noruega a lo largo de todo el año. La palabra *friluftsliv* representa esta filosofía noruega y nuestra conexión con el exterior. Libertad. Aire libre. Una buena vida. Estoy agradecida por haberme criado en el seno de esta cultura e intento transmitírsela a mis hijos con todo lo que hacemos.»

Las agendas gubernamentales y educativas de todo el mundo muestran el valor de los nuevos hechos y cifras sobre retomar el contacto con la naturaleza y cómo se están utilizando para ayudar en todos los sectores de la sociedad. Se trata de una necesidad mundial y creciente. He aquí algunos ejemplos clave:

El Instituto de Recursos Naturales de Finlandia ha puesto en marcha un programa respaldado por el Gobierno que sugiere pasar cinco horas al mes en la naturaleza para atajar los problemas de depresión y alcoholismo que tiene el país, después de que un estudio financiado por el Gobierno hallase mejoras psicológicas en aquellas personas que pasaban tiempo fuera.

En Corea del Sur, el Servicio Forestal del país ofrece actividades como talleres de artesanía en madera para pacientes con cáncer, meditación prenatal en el bosque y campamentos para niños que sufren acoso, todo en sus bosques oficiales de recuperación y sanación, diseñados para ayudar a la ciudadanía a sentirse mejor y a reducir el gasto de la atención sanitaria. La prevención es esencial y la naturaleza es clave para la prevención, tal y como ha descubierto el Gobierno coreano. Hay docenas de estos bosques por todo el país y los habitantes de la mayoría de las grandes ciudades gozan de fácil acceso a los mismos.

En Suiza, el profesorado ha puesto en marcha *Waldkindergärtens* (guarderías de bosque) para llevar a los más pequeños por el buen camino, al incentivar el aprendizaje mediante interacciones significativas con el mundo vivo en lugar de centrarse en criterios estrictamente académicos. Los resultados son excelentes.

El estado de Nueva York, un lugar que es sinónimo de rascacielos y estrés, tiene una guía para residentes en la página web oficial del Gobierno estatal llamada «Immerse Yourself in a Forest for Better Health» (Adéntrese en el bosque para mejorar su salud). Quien vive en la Gran Manzana sabe que su estilo de vida pasa factura y que las cosas tienen que cambiar.

En el bosque

Se dice que los beneficios de la terapia del bosque se deben, en parte, a diversos aceites esenciales derivados de las plantas que, cuando se agrupan, se denominan fitoncidas. Se trata de sustancias químicas transportadas por el aire que tienen propiedades antibacterianas y antimicóticas y que desprenden las plantas y los árboles para protegerse de los gérmenes y los insectos. Sin embargo, las fitoncidas no son meros salvavidas egoístas que únicamente se preocupan de sí mismos. El aire del bosque no solo parece más fresco y mejor para nosotros, sino que la comunidad científica ha descubierto hace poco que de verdad es más beneficioso. Inhalar el aire del bosque, enriquecido con estas fitoncidas, parece mejorar también el rendimiento del sistema inmunitario humano. Estas sustancias químicas producidas por los árboles son tan potentes que hacen que nuestro cuerpo aumente el número y la actividad de los glóbulos blancos —las células necesarias para eliminar tumores y virus del cuerpo— cuando las inhalamos. Esto es solamente el principio de este cuento de hadas del bosque.

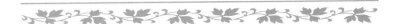

Un nombre no es más que un nombre

Shakespeare sabía que «la rosa no dejaría de ser rosa y de esparcir su aroma, aunque se llamase de otro modo». Lo mismo ocurre con la terapia del bosque, que es igual de efectiva se llame como se llame.

Italia: *al fresco*
Japón: *shinrin-yoku*
Noruega: *friluftsliv*
Corea del Sur: *sanlimyok*
España: *baños de bosque* o *terapia del bosque*
Reino Unido: *forest therapy*
Estados Unidos: *tree bathing*

Las diez mejores ventajas del bosque

Pasear por el bosque es agradable y huele bien, y sabemos que deberíamos hacerlo. He aquí una lista perenne de razones por las que los árboles son fantásticos. Aunque no tengas un bosque cerca, los estudios afirman que dar un paseo por un parque de la ciudad o por una calle arbolada también produce muchos beneficios de este tipo.

1. Reducción del cansancio mental. Parece que todos estamos obsesionados con la sobrecarga mental de la vida moderna, pero no sabemos cómo reducirla. Decimos «sí» demasiado a menudo, nos encargamos de demasiadas cosas y le damos demasiadas vueltas a todo. Nos ahogamos en un vaso de agua y todo nos resulta agotador. La buena noticia es que la investigación publicada en la revista *Journal of Environmental Psychology* afirma que la exposición a entornos reconstituyentes, como un bosque, un lago o una playa, restaura la energía mental y 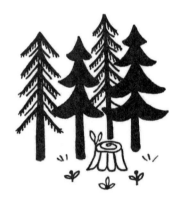 que la belleza natural inspira fascinación, lo que proporciona un estímulo cerebral secundario. Los estudios demuestran incluso que el simple hecho de contemplar fotos de la naturaleza aumenta nuestros pensamientos positivos, así que plantéate cambiar el fondo de pantalla del móvil por una foto de unas vacaciones en la naturaleza. Y eso no es todo: dedicar tiempo a observar plantas, aves o cualquier pequeño detalle del mágico mundo vivo permite a nuestro cerebro desconectar y cambiar de marcha, lo que refuerza la concentración y la paciencia al volver al trabajo o al estudio.

La memoria a corto plazo también mejora tras una pausa al aire libre. En un estudio realizado por la Universidad de Michigan, se les hacía una prueba de memoria a los participantes. Después, se dividían en dos grupos y se les mandaba a dar un paseo. Al volver y hacer de nuevo la prueba, el grupo que había paseado por el arboreto lo hacía un veinte por ciento mejor que en la primera prueba, mientras que el grupo que paseó por la ciudad no registró una mejora en los resultados de la segunda prueba respecto a la primera. ¡Viva la naturaleza!

2. Aumento de la creatividad. Cuando iba al colegio, me encantaban esos días de primavera en los que algún profesor o alguna profesora aprovechaba el buen tiempo para dar la clase en el campo que había junto al patio. A menudo tengo la sensación de que trasladar mis actividades de escritura o investigación a una zona verde con aire fresco —aunque sea la abarrotada terraza de una cafetería, iluminada a parches por el sol o un banco tranquilo del parque— le da energía a mi mente cansada. Parece que las nuevas perspectivas e ideas me llegan mucho más rápido cuando estoy al aire libre, y ahora tengo algunos indicios para entender el porqué. Los psicólogos ambientales de la Universidad de Michigan han investigado cómo afectan los elementos visuales de la naturaleza —contemplar un arroyo, una puesta de sol, una mariposa o un árbol centenario— al cansancio mental de una persona y han descubierto que contemplar estas delicadas maravillas naturales permite que el cerebro se recupere y descanse tras lidiar con los ataques humanos de la vida moderna, para después afrontar los problemas desde una perspectiva completamente nueva.

En la naturaleza, el cerebro es más propenso a la reflexión, a la ensoñación y a la divagación, lo que aumenta la creatividad. Los psicólogos han observado que los beneficios de pasar tiempo en contacto con la naturaleza se prolongan incluso después de haber vuelto al interior, así que no sería mala idea dar un paseo por el parque antes de una reunión importante con lluvia de ideas.

En otro estudio, publicado en la revista *Public Library of Science*, se descubrió que la gente que pasaba cuatro días inmersa en la naturaleza mejoraba sus resultados en la prueba de resolución creativa de problemas en un cincuenta por ciento, lo que sugiere una correlación positiva entre el aire libre y la creatividad. Es más, incluso mencionaron que la exposición reducida a la tecnología durante esos cuatro días podría haber contribuido al resultado de la prueba. Esto es algo que también defiendo en este libro. Además, obsesionarse con la televisión o el portátil es más difícil cuando te adentras en un sendero del bosque que te llevará a una poza en la que nadar.

3. Mejora de la felicidad. Todavía recuerdo la liberación que sentí cuando, siendo una adolescente angustiada, quité las telarañas de mi cerebro egocéntrico y me adentré en algo más grande que mis propias preocupaciones e inseguridades: la naturaleza. Una conversación con alguna amistad mientras paseábamos por el bosque que daba a la parte de atrás de mi casa de la infancia o un paseo a solas por las dunas de arena de Norfolk durante nuestras vacaciones familiares de cada año me brindaban tiempo para procesar los problemas y mandar la melancolía a paseo, hundida en el mar del Norte. Esta es una costumbre que no deberíamos perder a lo largo de nuestra vida, como confirman las investigaciones. Un estudio publicado en la revista *Environmental Science and Technology* afirma que existe una relación entre la disminución de la ansiedad y del mal humor y los paseos por el bosque, mientras que otro estudio sostiene que los médicos deberían recetar paseos al aire libre como complemento de los tratamientos existentes contra los trastornos depresivos.

La revista *Journal of Affective Disorders* publicó un análisis que detallaba cómo todos los espacios verdes (no solamente los bosques) mejoraban el humor y la autoestima, un elemento crucial para la felicidad personal. Dicho estudio demostró también que la presencia de agua —un lago, un río o el océano— tenía un impacto positivo en la felicidad todavía más notable.

Un grupo de investigación de la Universidad de Essex observó a gente haciendo ejercicio al aire libre y descubrió que tan solo cinco minutos de actividad física en una zona verde bastaban para levantar el ánimo y aumentar la confianza en uno mismo. Otro grupo de investigación, en este caso de la Escuela de Medicina de la Universidad de Exeter, examinó los datos de salud de diez mil personas que vivían en la ciudad y concluyó, tras compensar las diferencias por los ingresos, la educación y el empleo, que quien vivía cerca de una zona verde tenía menos problemas mentales.

4. Inmunidad reforzada. ¿Puede realmente un estilo de vida ecológico hacernos sentir mejor? Según la ciencia y las estadísticas, sí. Investigadores holandeses han observado menos casos de hasta quince enfermedades y problemas de salud, incluidas las enfermedades coronarias, el asma y la diabetes, en personas que viven a menos de ochocientos metros de una zona verde. Un equipo internacional de científicos pidió a treinta y un mil habitantes de Toronto que cumplimentaran un cuestionario sobre su salud y concluyó que las personas que vivían en una manzana arbolada gozaban de una mejor salud coronaria y metabólica en comparación con aquellos que vivían en una manzana simple y deshumanizada. Estar en medio de un remolino de fitoncidas, con la actividad celular que estas favorecen, también puede reforzar el sistema inmunitario, lo que previene la gripe, la tos y los resfriados, tal y como asegura un artículo de la revista *Journal of Environmental Health and Preventative Medicine*, aunque todavía queda mucho por investigar sobre nuestra relación con los árboles.

Otro estudio ha revelado que los pacientes se recuperan antes tras una operación si tienen vistas a una zona verde y natural desde la cama del hospital. Investigadores de la Universidad de Pittsburgh han declarado que los pacientes que se someten a una cirugía de columna están menos estresados si están expuestos a la luz natural, lo que confirma las conclusiones de un estudio anterior que a su vez afirma que los pacientes se recuperan antes en una habitación con vistas a los árboles en lugar de a una pared de ladrillos. Tras haberme recuperado en tres días después de dar a luz en ambos entornos hospitalarios, puedo confirmarlo. Los árboles levantan el ánimo, mientras que los ladrillos no tanto, sobre todo cuando se tiene malestar.

5. Aumento del ejercicio y de la salud coronaria. Cuando di a luz por primera vez, mi madre me dio un consejo: «¡Sal todos los días! Aunque solo sea para dar un paseo por el barrio, sal al aire libre y muévete». Es el mejor consejo que me ha dado nunca, y lo comparto siempre que puedo con otras madres primerizas. Quizá te apetezca más esconderte con el pijama puesto, pero caminar al aire libre, ver a otros adultos, notar que el corazón se te acelera ligeramente y sentir la luz del sol en la cara no tiene precio. Los estudios demuestran que, aunque no es necesario estar al aire libre para hacer ejercicio (caminar cinco kilómetros en la cinta quema las mismas calorías que caminar cinco kilómetros por una ruta en el bosque), tu cuerpo y tu cerebro reciben estímulos adicionales al trasladar el ejercicio de un gimnasio artificial a uno natural. Científicos del Reino Unido estudiaron a mil niños británicos mediante dispositivos de aceleración y posicionamiento y descubrieron que los niños son el doble de activos cuando están fuera, lo que indica cómo la naturaleza nos proporciona energía adicional. Por supuesto, lo mejor de hacer ejercicio fuera es que a menudo no nos apetece practicarlo, lo que lo hace más sostenible como forma de vida en lugar de como un hábito pasajero en un intento de perder peso. Una marcha rápida por un parque local con alguna amistad, observar el cambio estacional al pasar bajo un dosel de árboles y el aire fresco que rellena la piel cansada son actividades mucho más estimulantes, sociales e interesantes que ejercitarse en solitario en un gimnasio, mirando la hora de manera compulsiva mientras el gélido aire acondicionado te azota en la cara.

6. Disminución del estrés. Y respira... La naturaleza es un calmante maravilloso. Muchos estudios muestran que practicar ejercicio en el bosque —o, simplemente, estar sentadito en uno— reduce la tensión arterial y baja los niveles de cortisol y adrenalina, hormonas asociadas al estrés, lo que nos ayuda a tranquilizarnos. Mirar fotos o dibujos de árboles tiene un efecto parecido. Por eso el fondo de pantalla de mi ordenador del trabajo es una imagen de Muir Woods, el bosque californiano de secuoyas.

Un estudio publicado en la revista *Biomedical and Environmental Sciences* demostró que tener una ventana con vistas a la naturaleza en el trabajo disminuía el estrés y aumentaba el nivel de satisfacción de la plantilla. En otro estudio, en este caso publicado en el *Scandinavian Journal of Forest Research*, se descubrió que el alumnado que acudía a una acampada de dos días en el bosque volvía con unos niveles de cortisol significativamente más bajos que quienes se habían quedado en la ciudad, y los investigadores de *Environmental Health and Preventative Medicine* obtuvieron resultados similares, apuntando que tanto los niveles de cortisol como la frecuencia cardíaca habían disminuido en las personas que habían pasado un tiempo fuera de la ciudad en un lugar donde recibir esta terapia del bosque.

7. Mayor agudeza visual. Las zanahorias no son el único elemento natural que resulta beneficioso para la vista, tal y como demuestran los estudios. El sentido común nos dice que es bueno perder de vista la pantalla del ordenador, pero eso no es todo. Un estudio australiano realizado con dos mil niños durante un período de dos años descubrió que aquellos que pasaban más tiempo fuera tenían menos riesgo de padecer miopía. En Taiwán, un grupo de investigadores estudió dos escuelas cercanas con niveles similares de miopía. Durante un año, una de las escuelas instaba al alumnado a jugar fuera. ¿Cuáles fueron los resultados? Al examinar a los niños después de doce meses, los datos mostraban que el grupo que había jugado fuera presentaba un porcentaje de miopía del 8,41%, mientras que el alumnado de la otra escuela alcanzaba el 17,65%. Ambos estudios fueron publicados en la revista *Ophthalmology* y, aunque se centraban en la población infantil, sí que demuestran la relación entre la actividad al aire libre y la vista, y ponen de manifiesto la importancia de ejercitar esta última mirando objetos lejanos. Los ojos de los niños se vuelven vagos sin un horizonte, cuando se centran en la televisión y están encerrados entre cuatro paredes. Como adultos, podemos entenderlo. ¿Quién no ha descansado la vista después de apartarla de la pantalla del ordenador durante unos minutos?

8. Mayor tolerancia al dolor. Padezco migrañas hormonales, lo que significa que unas setenta y dos horas de cada mes se convierten en un calvario. Durante ese tiempo, solo quiero estar tumbada, quieta y en silencio y pasar el mal trago en soledad. Sin embargo, con dos niños revoltosos, me es completamente imposible. En lugar de eso, me veo obligada a llevarlos al colegio y al parque. No obstante, por mucho que me cueste salir a la calle, siempre me levanta el ánimo. Llenar los pulmones de aire fresco y contemplar el paisaje tiene un gran efecto sobre mis dolores de cabeza. Un estudio realizado por la organización King's Fund, por encargo de la National Garden's Scheme, revela que estar al aire libre y, en concreto, la jardinería ofrece a quienes se encuentran mal innumerables beneficios tanto físicos como psicológicos, además de un alivio natural del dolor.

La terapia hortícola existe de verdad y es efectiva, como demuestran algunos ensayos clínicos que describen cómo los movimientos rítmicos que se hacen al quitar las malas hierbas, por ejemplo, ayudan a quienes sufren de artritis porque les alivian el malestar y la rigidez. Thrive, una organización benéfica del Reino Unido que promueve la jardinería como ayuda para las personas enfermas y con discapacidad, ofrece programas de terapia hortícola para personas con una gran variedad de problemas de salud, como, por ejemplo, actividades para gente con demencia diseñadas para favorecer la reminiscencia positiva, volver a conectar con los demás y el ejercicio moderado. Yo misma perdí hace poco a mi abuela, víctima de demencia senil, pero tuve la oportunidad de comprobar en primera persona cómo su vida en la residencia mejoró considerablemente con los esfuerzos que hizo el maravilloso personal de la misma para acercar la naturaleza al edificio —flores, plantas e incluso cabritillos y conejitos— y para animar a los residentes a sentarse y disfrutar cada día de un jardín bien cuidado.

9. ¿Una vida más larga? Teniendo en cuenta lo que sabemos gracias a los estudios mencionados anteriormente, tendría sentido pensar que salir al exterior y aprovechar todo lo verde y glorioso de la naturaleza reduciría el riesgo de una muerte prematura. ¿Qué podría significar, si no, una vida más feliz y activa y menos estresada? Por suerte, los científicos han estado trabajando para demostrar esta relación y han descubierto que salir afuera no solo mejorará tu vida de manera inmediata, sino que también la alargará. Un grupo de investigadores holandeses, en un artículo en la revista *Journal of Epidemiology and Community Health*, sostenía que las enfermedades mortales incidían en menor medida en las personas que vivían junto a una zona verde. Otro estudio publicado en *Environmental Health Perspectives* respalda esos hallazgos al afirmar que los sujetos bajo estudio tenían una menor probabilidad de sufrir cáncer y enfermedades renales o pulmonares. Los dos estudios demuestran que una relación positiva con el entorno natural no solo favorece el ejercicio, la relajación y las relaciones sociales, sino que también tiene un efecto muy importante en la salud mental, lo que los investigadores consideran que supone un aumento de la longevidad y de la salud en general.

10. ¡Abrazar la naturaleza te hace mejor persona! Lo sé por experiencia propia. Trasladar una discusión, una queja o un problema de actitud —ya sea mío, de mi marido o de mis hijos— al aire libre siempre lo aclara y lo reduce. No hay manera más rápida de zanjar esos rifirrafes que han provocado enfados, rabia y tensión que tomarse un respiro para apreciar la belleza que nos rodea y ser consciente de lo insignificante de ese momento y de nuestro lugar en el mundo. Además, ¿cómo puede uno seguir enfadado y triste tras contemplar un maravilloso atardecer o a una madre pájaro construyendo un nido para sus polluelos? No eres Cruella de Vil, una mujer que, por cierto, seguramente nunca pasó nada de tiempo en el bosque.

En un artículo titulado «Vitalizing effects of being outdoors and in nature» (Efectos revitalizadores del aire libre y la naturaleza), publicado en la revista *Journal of Environmental Psychology*, un grupo internacional de psicólogos explica cómo aumenta nuestra bondad cuando pasamos tiempo en la naturaleza, a resultas de la felicidad que sienten nuestro cerebro y nuestro cuerpo al estar en contacto con nuestro verdadero ser y con lo que realmente queremos hacer. La naturaleza, argumentan, nos hace sentir más enérgicos y generosos para con los demás, lo que nos alienta a mirar hacia el exterior en lugar de hacia el interior. Hundir los dedos de los pies en la tierra, acariciar la corteza descascarillada de un roble, contemplar un rayo de sol a través del follaje —o incluso tender la colada en un día ventoso y con el cielo azul— nos recuerdan que estamos vivos y que tenemos abierto un mundo de posibilidades. ¿Cómo podemos ser mezquinos con los demás cuando la Madre Naturaleza es tan generosa con nosotros?

Lucy, 29 años

«Ahora me parece un poco ridículo escribir esto, pero a finales del año pasado estaba al borde de una crisis nerviosa. Me sentía abrumada y el estrés y la presión del trabajo y de la casa me atrapaban de tal manera que no sabía cómo liberarme. Por suerte, cuando tenía más ansiedad, conocí a alguien en el trabajo que me sugirió que en lugar de quedarnos en nuestras mesas de la oficina cotilleando o quejándonos durante la hora de la comida, que era la costumbre general, nos fuésemos a dar un paseo y a hablar de cosas que no estuviesen relacionadas con el trabajo. Ese cambio de mentalidad, el ejercicio diario, el aire fresco y otras pequeñas variaciones que hice en mi rutina evitaron que mi vida se volviese apagada y gris.»

Ponte alegre, no triste

Es innegable que la vida moderna nos ha vuelto una especie de interior y eso nos entristece, sobre todo en los meses más fríos. El trastorno afectivo estacional (TAE o SAD, por sus siglas en inglés) afecta cada invierno a alrededor del veinte por ciento de la población de Gran Bretaña, cuando el sol y la luz natural son más bien escasos. Los síntomas van desde la sensación general de letargo hasta una depresión debilitante. A quienes sufren este trastorno se les recomiendan distintos remedios, desde las terapias con luz (por ejemplo, sentarse a un par de metros de una caja que imita la luz natural) hasta los antidepresivos o la terapia conversacional. Pero ¿es posible que este trastorno dependa de otros factores además de la luz?

Richard Louv, un escritor estadounidense y cofundador de la Children and Nature Network (Red Niños y Naturaleza) acuñó el término «trastorno por déficit de naturaleza» (TDN o NDD, por sus siglas en inglés), tras analizar los efectos negativos que el aislamiento del mundo exterior tiene en la salud. Louv sostiene que es la propia desconexión con la naturaleza, que se acentúa durante el otoño y el invierno, la que nos hace sentir perezosos y deprimidos, y no solamente la falta de luz solar. Ningún médico te diagnosticará TDN, ni te recetará hacer senderismo por el bosque o nadar bajo una cascada (todavía), pero Louv ha identificado muchos síntomas comunes al TDN y al TAE que incluyen la falta de concentración, el cansancio y el mal humor. Todo esto no hace sino motivarnos todavía más para salir fuera durante todo el año.

Saluda al sol

Todos hemos sentido la calidez del sol en la piel, como si nos envolviese en un cálido abrazo, y nos hemos sentido más felices y con más salud por ello, pero también nos ha asustado la idea de tomar el sol en exceso, ya que daña la piel y, en algunos casos, provoca cáncer de piel. De alguna manera, estos miedos han justificado nuestro cambio hacia la vida exclusivamente de interior que llevamos hoy en día. Si trabajamos fuera del hogar, nos desplazamos con prisa para una jornada de ocho horas en el trabajo, tal vez recompensándonos después con una fría y aburrida carrera en la cinta del gimnasio antes de volver a encerrarnos entre cuatro paredes y meternos en la cama. Si estamos en casa, trabajando o cuidando de nuestros hijos, lo más probable es que pasemos más tiempo delante de la lavadora que en el jardín, corriendo en una rueda de hámster hecha de tareas domésticas y listas de cosas pendientes. Sin embargo, cuando nos exponemos al sol de manera moderada y responsable, sus beneficios son indiscutibles.

¿Cuál es la verdad acerca de la luz solar? Tenemos tal obsesión con protegernos de los rayos UVA y UVB que la Asociación Británica de Dietética (BDA por sus siglas en inglés) teme que enfermemos debido a los menguantes niveles de vitamina D, por lo que han tomado la decisión de anunciar un «plan solar», en el que priorizan el salir como mínimo tres veces a la semana durante quince minutos para cubrir nuestras necesidades de «vitamina solar» en el mismo nivel que comer cinco raciones diarias de fruta y verdura. Por tanto, debemos recordar que la exposición solar limitada durante paseos cortos, junto con un uso adecuado de la protección solar mientras estamos fuera durante más tiempo y durante las horas más calurosas del día, puede mejorar nuestro bienestar. He aquí tres razones de peso que explican por qué:

1. La luz solar aumenta nuestros niveles de serotonina. La conocida como «hormona de la felicidad» contribuye a mejorar muchas afecciones y dolencias como la depresión, los dolores de cabeza y la pérdida de apetito. Los antidepresivos suelen ser la solución médica para aumentar la serotonina, pero tienen efectos secundarios indeseables, como la disminución de la libido y de la energía. Por suerte, la Madre Naturaleza nos echa una mano en forma de vitamina D, que favorece la producción y liberación de serotonina. La vitamina D también se conoce como «la vitamina del sol», debido al proceso que la exposición solar desencadena en nuestro cuerpo. El hígado y los riñones absorben los rayos de sol y los transforman en una forma biológicamente activa de esta maravilla de vitamina.

2. La luz solar aumenta la inmunidad a las enfermedades. Un estudio de la Escuela de Medicina de la Universidad de Harvard pone de relieve que, aunque también son necesarias muchas otras vitaminas, estas no tienen el mismo efecto inmunitario que la vitamina D. Las investigaciones indican que un nivel adecuado de vitamina D, ya sea por la exposición solar o por la ingesta de algún suplemento, puede tener efectos protectores contra la osteoporosis, el cáncer, la depresión, los infartos y los derrames cerebrales.

3. La luz solar nos ayuda a dormir mejor. La exposición al sol ayuda a alinear nuestros ritmos circadianos, lo que nos permite disfrutar de un sueño reparador. La cantidad y la calidad del sueño dependen de la luz, especialmente de la solar. Si tu reloj biológico necesita reiniciarse para que puedas irte a dormir a una hora decente, salir a primera hora del día mejorará tu estado de alerta y energía durante el día y probablemente te ayudará a conciliar el sueño por la noche.

¡Tu receta ya está lista!

En este capítulo he destacado la aceptada crisis de salud y bienestar que sufrimos hoy en día, provocada por nuestro estilo de vida moderno: estrés y ansiedad por las nubes, déficit de vitamina D, niños con TDA (trastorno de déficit de atención) y TDAH (trastorno de déficit de atención e hiperactividad), aumento de la obesidad, altos niveles de depresión, adicción a los teléfonos inteligentes, prescripción de medicamentos que no lo son tanto, trastorno afectivo estacional (TAE) y trastorno por déficit de naturaleza (TDN). Sin embargo, los datos revelan que algo tan simple como dar un paseo por el bosque con regularidad y forjar una relación significativa con la naturaleza pueden ayudarnos a retomar el buen camino.

Todavía me acuerdo del momento exacto en el que empecé a comprenderlo todo. Fue en México, en el año 2008, cuando llegué al país para un retiro de una semana que me cambiaría la vida. Llegué como una profesional vacía, con una baja frecuencia cardíaca, adicta al correo electrónico y agotada por mi propensión al insomnio. Pensar en el futuro me ponía de los nervios y me dejaba hecha 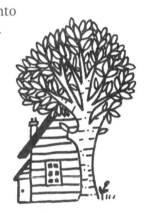 polvo. El tiempo que pasé alejada de las distracciones y del estrés de los rascacielos de Manhattan y quedarme en un lugar donde las Blackberry y otros dispositivos móviles estaban prohibidos me obligó a pensar y analizar lo que importaba de verdad.

El campamento donde me alojaba no tenía ni electricidad, así que me despertaba y me acostaba con el sol. Daba silenciosos paseos por la playa e iba hasta las pozas en bicicleta. Durante el último paseo en bicicleta del viaje, me sentí más ligera y alegre. Recuerdo haber cantado a pleno pulmón una canción de Elton John, *Someone Saved My Life Tonight* («Alguien me salvó la vida esta noche»), durante todo el camino de regreso a casa, incluso cuando empezó a llover y acabé empapada; algo que no habría hecho jamás antes de este borrón y cuenta nueva que el viaje supuso para mi vida. (Canto fatal; a los otros turistas seguramente no les gustó nada.) Todavía recuerdo este momento como uno de los más felices de mi vida; un momento sencillo, no tan trascendental como mi boda o el nacimiento de mis dos hijos, pero igualmente fascinante, ya que la felicidad provenía del sol que me acariciaba la piel, de la sangre que circulaba por el cuerpo y del turquesa de las aguas y del esmeralda de las palmeras que me deslumbraban. La naturaleza me ha enseñado lecciones sobre mí misma que necesitaba asimilar y cultivar.

Cuán tentador es este nuevo estilo de vida en armonía con la naturaleza, sumergir todos nuestros sentidos en la belleza del universo, escuchar, sentir, oler y tocarlo. Desde luego, mucho más que encerrarnos en nuestro mundo artificial. Qué poderoso es saber que nuestra salud física y mental, nuestros niveles de estrés, nuestro estado de ánimo y nuestras relaciones mejorarán en la naturaleza. Además, por si fuera poco, pareceremos más jóvenes (el aire fresco y las mejillas sonrosadas son agentes rejuvenecedores garantizados). En el próximo capítulo hablaremos de algunas maneras de salir al exterior sin que suponga un gran esfuerzo.

MOMENTO MINDFULNESS

Empezaremos por algo fácil. Dedica un minuto en el jardín, en un parque o en un bosque para repetirte: «Inspiro el futuro, espiro el pasado», respirando lenta y profundamente, en sincronía con tus emociones y con los ojos abiertos.

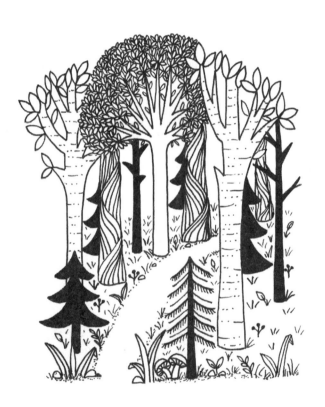

2

Un paseo por el bosque

«Sube a las montañas y escucha sus buenas noticias. La paz de la naturaleza fluirá en ti como fluye la luz del sol en los árboles. Los vientos te aportarán toda su frescura y las tormentas su energía, mientras tus preocupaciones se van desprendiendo como las hojas en otoño. A medida que la edad avanza, se cierra una fuente de disfrute tras otra, pero los recursos de la Naturaleza nunca te fallarán.»

John Muir

Lo primero es lo primero: no te agobies. Se trata de una práctica sencilla y válida para todos los niveles de forma, estilos de vida y edades. Como el yoga, incluir en tu vida la terapia del bosque y la actividad al aire libre es una práctica que cada persona debe realizar a su ritmo, sin competir con nadie y con un plan que puedas asumir tanto física como mentalmente, sin olvidarte de disfrutar. Trátate bien. Piensa en todos los beneficios que obtendrás. Muy pronto, salir al exterior y relacionarse con la naturaleza se convertirán en algo, permíteme el juego de palabras, muy natural.

No dejes para mañana lo que puedas hacer hoy

Hay pequeños cambios que puedes empezar a hacer de inmediato, aunque no dispongas de una hora libre para ir a dar un paseo por la naturaleza. Algunos pequeños detalles serían, por ejemplo, asomarse a la ventana al despertar para ver qué tiempo hace en lugar de consultar la aplicación de móvil (un cambio drástico, ¿verdad?), observar el movimiento de las nubes y cómo el viento mece los árboles y escuchar cómo los pájaros de la zona dan la bienvenida al día con sus cantos alegres. Por la noche, no te vayas directo a la pantalla de la televisión o a YouTube. Dedica un momento a mirar por la ventana, fíjate en cómo cambia el color del cielo, en la visibilidad de las estrellas y en los sonidos de la noche. De vez en cuando no hace daño desconectar del día durante un minuto en silencio, respirar el fresco aire nocturno y prepararnos con calma para irnos a dormir, lejos de la avalancha de entretenimiento que nos rodea.

Terapia del bosque para principiantes

Pon un pie delante del otro. ¿No es así como empieza todo? Sin embargo, hasta eso puede resultar estresante. Es como cuando estoy frente a una hoja en blanco y empiezan a brotar todas esas ideas, historias y personajes que no sé cómo plasmar en el papel, ni sacarlas de mi mente. Entonces empiezo a teclear nerviosa; edito y borro todo mil veces hasta que aparece lo adecuado. Así me sentí cuando traté de volver a conectar con la naturaleza después de más de diez años de vivir, amar y trabajar en ciudades estresantes de cemento gris. Comprometida de nuevo a retomar el contacto con la naturaleza, sabía que me resultaba agradable la superficie suave de una brizna de hierba entre los dedos y que el aroma a jazmín en un día de brisa me endulzaba el alma, pero no sabía cómo aprovecharlo. ¿Cómo podía encajar de nuevo la naturaleza en mi vida cuando mi lista de otras prioridades era tan larga? Con el tiempo, me di cuenta de que no podía, ni debía, tratar de encajar la naturaleza en una lista como si se tratase de una tarea. Simplemente, tenía que ser consciente de ella e integrarla en todos los aspectos de mi vida: mi rutina de ejercicios, la crianza de mis hijos y mis relaciones.

No podemos dominar a la Madre Naturaleza y aprovecharnos de ella. Tan solo tenemos que seguir su ritmo y adaptarnos a ella, cederle el control y respetar su imprevisibilidad. Con la naturaleza como guía y el sentido común como red de seguridad, las maravillas del aire libre estaban al alcance de la mano. Mis planes podían echarse a perder, ¿y qué? Ya lo resolvería.

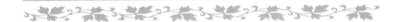

Recuerda en qué consiste la terapia del bosque y en qué no:

- Trata más de melatonina que de adrenalina.
- Trata más de calmarse que de competir.
- Trata más de las maravillas naturales que del entretenimiento artificial.
- Trata más de fijarse en el estado del tiempo que de quejarse de él.
- Trata más de ganancias mentales que de pérdida de peso.
- Trata más de curación lenta que de apaños rápidos.

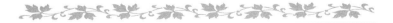

Alicientes para ponerte en marcha

1. Fíjate un objetivo sencillo para empezar. No intentes convencerte de que tienes que salir todos los días o de que, si no lo haces, es mejor dejarlo. No estás entrenando para una maratón. Una vez a la semana está bien para empezar, y una vez al mes es mejor que nada.

2. Déjate notas y fotos por la casa para recordarte la belleza y la tranquilidad de las que podrías disfrutar. En lugar de una foto tuya en bañador de hace mil años en la nevera para que no comas si estás haciendo dieta, es mejor que pongas junto al cepillo de dientes el más espléndido de los paisajes, la mágica vista de unos árboles o una montaña verde.

3. Cuéntale a la gente que has descubierto la terapia del bosque, aliméntate de su energía y comprométete con el cambio en tu estilo de vida de manera pública. Puede que incluso suscites el interés de algún entusiasta más durante el proceso.

4. Lleva un diario. Apunta cómo te sientes en todos los niveles: mental, física y espiritualmente. Vuelve a leer el primer capítulo y sé consciente de que las cosas solo pueden mejorar con este cambio de vida. Lleva el diario al día y anota cómo te sientes a medida que avanza la terapia (véase también el «Momento mindfulness» de la página 67).

5. Apúntate a un grupo de paseos por la naturaleza si crees que te ayudará. Antes de empezar, compartirán contigo información interesante y anécdotas alentadoras sobre los efectos positivos que la terapia del bosque ha tenido en otros miembros del grupo.

6. Ten compasión hacia tu persona. Imagina que estás hablando con tu amistad más íntima o con un pariente cercano. ¿Qué les dirías si estuviesen de bajón y se planteasen empezar la terapia del bosque? Les animarías a hacerlo, ¿verdad? Te encantaría saber de sus progresos. Plantéate ser tu mejor amigo (o amiga).

7. Visualiza la nueva versión de ti más feliz, más creativa, menos nerviosa y con unos muslos más fuertes. ¿A que la ves?

8. Prométete una recompensa. Date un plazo suficiente y prométete que si realmente pasas más tiempo al aire libre y menos dentro de casa, valorando más las cosas importantes y apagando la televisión más a menudo, te darás una recompensa. Por ejemplo, podrías reservar un fin de semana de acampada (o, mejor todavía, de *glamping*, es decir, una acampada de lujo), organizar un pícnic con algunos amigos o comprar plantas nuevas para el jardín.

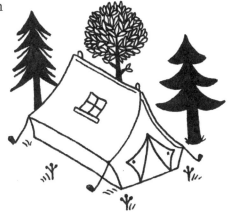

Si vas hoy al bosque...

- Antes de salir a disfrutar de un provechoso momento de terapia del bosque, infórmate sobre la previsión del tiempo. No para no ir, sino para prepararte para cualquier imprevisto. Empaparte los zapatos, quemarte con el sol o tener la piel de gallina no te dejarán disfrutar de los aromas y las sensaciones que descubras. Planéalo con antelación y lleva la ropa que necesites en la mochila. Llevar también agua y un tentempié nunca está de más.
- Aunque los expertos en baños de bosque no aconsejan llevar el móvil, por cuestiones de seguridad te sugiero que lo hagas. Simplemente, ten disciplina y no lo saques del bolsillo. Nada de consultar el correo o entrar en Facebook. Si quieres hacer fotos, limítate a aquellos paisajes que valgan la pena de verdad. Los selfis puedes dejarlos para otro momento.
- Si hay algo en tu lista de tareas que debes hacer con premura, hazlo antes de adentrarte en la naturaleza. De lo contrario, absorberá toda tu energía mental. Con el tiempo, te resultará más fácil desconectar y aprovechar estos minutos para ti, pero al empezar a practicar la terapia del bosque, es mejor que primero vacíes tu bandeja de entrada mental.
- Cuando llegues al parque, al bosque o al sendero que elijas, recuérdate que no estás aquí para echar una carrera. Estás aquí para respirar y recuperar la paz interior, de tu relación o de tu familia. Pon una alarma si tienes algún compromiso a una hora concreta. Si no, deja que el Padre Tiempo se quede en un segundo plano con respecto a la Madre Naturaleza.
- Si compartes esta experiencia con alguien, poneos de acuerdo antes de empezar para dar el paseo en silencio.

Podréis compartir historias y observaciones durante pausas intermitentes o al final. Callarse es muy necesario. Escoge con cuidado quién te va a acompañar en estos baños de bosque.

- Será imposible dar un paseo en silencio si lo haces con niños, pero aun así puedes proponer retos de silencio de sesenta segundos e ir aumentando el tiempo a medida que se vayan acostumbrando. A los niños les encantan los juegos, sobre todo si al final se llevan un premio.

- Si vas en solitario, ten en cuenta todas las precauciones de seguridad.

- Durante el primer paseo, camina a tu ritmo y haz una parada cuando te apetezca. Escucha a tu cuerpo y deja que tus pies te guíen. ¿Hacia dónde te sientes atraído? ¿Cómo te notas el cuerpo? Respira constante y regularmente, llénate de fitoncidas.

- Después, siéntate. Encuentra un buen sitio y descansa. Deja que los pensamientos entren y salgan de tu mente sin que ninguno se detenga ni moleste demasiado. Fíjate en las cosas grandes —los árboles centenarios, el cielo— y después en las cosas más pequeñas: una hoja, una piedra... Respira hondo. Siente cómo las fitoncidas fluyen por todo el cuerpo.

- Cumple las normas: no tires basura, no hagas destrozos ni te lleves nada que no te pertenezca. No dejes nada que pueda amenazar la vida en el bosque.

- Al salir del bosque, rememora la experiencia y examina tu piel y tu alma para observar los efectos duraderos. ¿Los hay? ¿Qué parte te ha gustado más? ¿Ha valido la pena? ¿Te gustaría repetir? Enhorabuena, ya eres oficialmente un bañista de bosque.

Merijayd, 42 años

«Hace poco estaba pasando por una etapa en la que trabajaba mucho para sacar adelante un negocio nuevo, cobrando lo justo para sobrevivir, mientras mi marido, al que habían despedido, buscaba un empleo. Invertía mucha energía en todo y en todos; estaba exhausta. Así que decidí acudir a mi madre. La Madre Tierra, quiero decir. Puse una hamaca en el jardín trasero y me propuse pasar un poco de tiempo allí sin hacer nada cada día. Dejaba que el suave balanceo y la brisa sosegasen mi mente. La ligera presión de la hamaca era como un abrazo reconfortante. Las tonalidades del cielo azul, las nubes esponjosas y el verde intenso de las hojas de los nogales me transportaban a otro lugar. Un lugar en el que yo era una niña corriendo libre por la hierba, construía fuertes en el bosque y sentía el apoyo de la naturaleza. Sabía que mi madre me daría siempre la paz, el tiempo y el espacio para sanar siempre que yo se lo permitiese.»

Sentidos sensacionales

Una parte importante de retomar el contacto con la naturaleza es la oportunidad que brinda para abrir los cinco sentidos. Al adentrarte en el mundo forestal, céntrate en todo lo que te rodea y en cómo te hace sentir. Deambula o recuéstate y piensa en las siguientes cosas:

Sonido. ¿Qué oyes mientras caminas? Escucha con atención el crujido de las hojas, las ramitas que se rompen, el borboteo 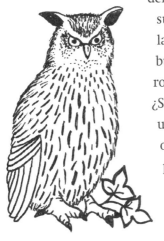 del agua, el golpear de las rocas, el susurro del viento y el sonido de las pequeñas criaturas que se escabullen. ¿Oyes el canto de los pájaros? ¿Hay varios pájaros cantando? ¿Sabrías distinguir una lechuza de un pájaro carpintero? ¿Hay algún otro animal o insecto zumbando por el camino?

En una acampada que hicimos hace poco, nos despertó el ruido de los ciervos del lugar, que se acercaban a nosotros para curiosear a sus nuevos vecinos. Sin duda, fue mucho mejor que despertarse con el ruido de martillos neumáticos, palabrotas y sirenas —hasta en domingo— que habían sido mi despertador durante los cinco años que viví en Nueva York.

Vista. ¿Cuántos colores diferentes eres capaz de distinguir? ¿Y cuántas formas extrañas? ¿Hay alguna cosa que te recuerde a tu infancia o a tu casa? ¿Has visto algo durante el paseo que no habías visto antes? ¿Ves animales salvajes? ¿Han dejado algún rastro? ¿Puedes ver sus nidos y madrigueras? ¿Están en familia o están solos?

Durante un paseo reciente, tuve la oportunidad de observar a una familia de tortugas tomando el sol sobre un tronco que el río Colorado había arrastrado hasta sus orillas verdes. Estaban todos los miembros de la familia: los abuelos, con el caparazón salpicado de algas y marcas de golpes;

los adolescentes, saltando al agua con agilidad para refrescarse y volver a subir al tronco sin esfuerzo; y las crías, diminutas y nerviosas. Algunas de ellas se desplazaban sobre el caparazón de las tortugas más grandes. Me detuve durante un buen rato a observarlas, divirtiéndome con la dinámica familiar. Si hubiese estado mirando el móvil, me lo habría perdido.

Tacto. Súbete a un árbol o a una roca. ¿Cómo notas las manos? ¿Hay cortezas más suaves que otras? ¿O rocas más afiladas que otras? Dale la vuelta a un tronco y siente la diferencia entre la corteza seca de arriba y la parte húmeda de abajo. Busca diferentes objetos naturales: bellotas, piñas, castañas de indias y agujas de pino. ¿Cómo son? ¿Pinchan o son suaves? Gira los objetos que hayas encontrado en la palma de la mano mientras cierras los ojos.

Ahora vivimos en Texas y todavía me entusiasma acariciar los cactus, con cuidado de no pincharme, o pararme junto a una palmera y sentir sus hojas moverse con la brisa. Aunque, por supuesto, echo de menos la sensación de introducir la punta de los dedos en un océano fresco de campanillas azules durante un paseo por mi Inglaterra natal. Estas plantas no abundan en el estado de la estrella solitaria.

Olfato. Llena tus pulmones con aire del bosque. ¿A qué huele? ¿A qué te recuerda? ¿En qué se diferencia de los olores de tu jardín y de tu casa, de la costa o de la ciudad? Recoge algunas hojas o agujas de pino y estrújalas con la mano. ¿Qué aroma desprenden? ¿Te gusta? ¿A qué te recuerda? ¿Ves flores? Si es así, coge algunos pétalos y aplástalos con la punta de los dedos. ¿Qué olor desprenden? ¿A qué te recuerdan?

Cuando mi hijo William tenía un año y vivíamos en Los Ángeles, nuestra pequeña familia em-
prendió un viaje por carretera por la ruta estatal de Califor-nia o Pacific Coast Highway hasta la región Big Sur. Toda-vía recuerdo bajarme del co-che, tras dejar atrás el esmog negro de Los Ángeles y sentir de golpe el maravilloso aroma de los pinos que nos rodeaban. De un plumazo, se borraron todas las noches en vela de mi recién estrenada maternidad. Me sentía rejuvenecer con cada aspiración. Al contemplar el océano desde lo alto de una colina, me sentí yo misma por prime-ra vez en meses.

Gusto. Aquí, la precaución es clave. A no ser que se trate de algo claramente comestible —puedes encontrar zarzas re-pletas de moras o frambuesas o un manzano cargado de fruta—, es mejor informarse antes. Existen numerosas guías sobre plantas comestibles que te pueden ilustrar; también puedes unirte a un grupo experto en búsqueda de alimentos o apuntarte a una expedición de recogida de se-tas con un especialista. Otra actividad entretenida es reco-ger algunas hierbas en el bosque y llevarlas a casa para pre-parar infusiones frescas y amaderadas, como por ejemplo agujas de pino u ortigas. Se trata de infusiones con un sabor al que hay que habituarse, pero es divertido como experi-mento.

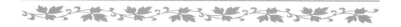

Manualidades forestales

Si tienes la tentación de pasar tu valioso tiempo libre en la naturaleza mientras practicas tus otras aficiones, voto por que lo hagas, como un extra para tu paseo y tu descanso conscientes. Si te gusta la fotografía de naturaleza, adelante, dispara. Si te gusta pintar, llévate un bloc de papel y acuarelas. O escribe. ¿Qué hay más inspirador que eso? Si quieres trasladar tu entrenamiento a un gimnasio natural, hazlo también. El objetivo de la terapia del bosque no es ponerte en forma, pero ya que estás, y si tienes ganas, quema algunas calorías y ejercita esos músculos. Hay pocas cosas en la vida que no mejoran al trasladarlas al aire libre. Tejer, hacer ganchillo, leer, hacer sudokus... Cualquiera de estas cosas mejorará con el estímulo natural que reciben el cuerpo y el cerebro al estar fuera.

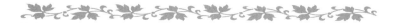

Tómate un descanso

Con la inspiración que te proporciona la calma y la tranquilidad del bosque, puedes probar la meditación para relajarte. Aquí tienes algunas indicaciones para principiantes o para gente que medita en interiores y a la que le inquieta trasladar la práctica al exterior.

- Encuentra un lugar cómodo. Una ramita que se te clava en una nalga. Una piedra que se te clava en la otra. No. No van a hacer que te sientas cómodo de repente, son solo una distracción. Dedica un momento a encontrar el lugar adecuado: un lugar donde puedas relajarte y centrarte en lo bueno.

- Esconde las cosas de valor. Sí, es cierto que vas a adentrarte en la majestuosidad del mundo natural, pero no debes perder la sensatez. Guarda el monedero, las llaves y el resto de tus cosas en el bolsillo o en un zapato y siéntate sobre la mochila.

- Relaja el cuerpo. Cierra los ojos. Recorre tu ser de la cabeza a los pies, tratando de relajar cada zona. Busca las preocupaciones y trata de disiparlas mentalmente. Mueve los hombros y endereza la espalda. Afloja la mandíbula. Por último, concéntrate en tu cara. Asegúrate de no tener ninguna tensión en las cuencas de los ojos ni alrededor de la boca.

- Por supuesto, lo más importante de todo esto es respirar correctamente, y con ello me refiero a una respiración rítmica, tranquila y profunda. Llena los pulmones sin forzar. Visualiza el oxígeno cargado de fitoncidas recorriendo cada parte de ti, mientras desata nudos y elimina preocupaciones.

- Si quieres un mantra, es decir, una frase para repetir que te inspire bienestar, no dudes en elegir una. Puede ser cualquier cosa, desde un simple «inspira, espira», para mantener la atención en la respiración, hasta alguna frase más *hippie* como, por ejemplo, «soy este bosque, mis raíces me unen a la tierra, mis ancestros son el cielo que se alza sobre mí, mis pies están en el suelo y por ello doy las gracias». Anímate. Nadie tiene por qué saber lo que dices para inspirarte. Si te ayuda, inspírate en alguna celebridad a la que admires.

- No dejes que te juzguen. Ignora a cualquier mirón. Céntrate en lo tuyo, no estás haciendo nada malo. Esto es algo que conviene recordar en general, no solo cuando te pones en plan *hippie* en un bosque.

Y repítelo. Si es posible, a menudo.

Llévate los árboles a casa

Después de un maravilloso baño de bosque, quizá te apetezca un segundo baño con aroma forestal en la bañera de tu casa. Hay muchos aceites esenciales que traerán el bosque a casa… y al baño. Relájate preparándote un bañito caliente y perfumado. También puedes usar un quemador de aceites o encender una vela y desconectar con el titileo de la llama. Prueba a darte un masaje hidratando tu piel con aceite (primero procura que el aceite no sea demasiado fuerte; de lo contrario, es mejor que lo mezcles con una loción corporal).

La aromaterapia nunca había olido tan bien y, además, muchas de las fitoncidas del bosque llegan al frasco de aceite

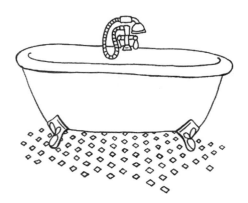

esencial, por lo que no es solo que parezca que te benefician; en realidad, lo hacen. En principio (¿lo pillas?), trabajar con estos aceites del bosque te aportará beneficios similares a los que proporciona pasar algo de tiempo en la naturaleza. Entre ellos encontrarás reducción del estrés, aumento de la concentración, mejora del ánimo y menos insomnio. Úsalos y huélelos, y recuerda: cuanto más puro sea el aceite, más potente será.

Abedul: el antibacteriano por excelencia
Abeto: el regulador de la presión arterial
Abeto del Colorado: el que reduce el estrés
Cedro: el relajante muscular
Ciprés: el que te abre los pulmones
Enebro: el que aumenta tu confianza
Pícea: el que te alivia el dolor
Pino: el que refuerza tu inmunidad
Sándalo: el que levanta los ánimos

Para una solución floral, si necesitas un estímulo rápido, pon un par de gotas de tu aceite favorito en un pañuelo y huélelo. Si crees que un estímulo en el trabajo podría ser positivo para ti y para quien trabaja contigo, añade unas gotas a un pulverizador de bruma fina lleno de agua filtrada. Pulveriza a tu alrededor, por tu mesa, a tu superior si tiene el día gruñón o a alguna persona demasiado competitiva, para empezar de cero con energías renovadas.

Deborah, 50 años

«Me crie en la década de 1970. El aire libre era nuestro videojuego, nuestra red social, nuestro centro comercial y nuestro todo. Era un patio de recreo puro y natural, donde cada estación era importante. El invierno era sinónimo de trineos y patinaje sobre estanques helados, y también de cielos nevosos que anunciaban lo que encontraríamos en el suelo a la mañana siguiente. La primavera era el amarillo intenso de los arbustos de campanitas chinas de nuestro jardín, mi madre encontrando petirrojos abandonados y alimentándolos con leche a cuentagotas hasta que podían valerse por sí mismos. El verano era tiempo de explorar los bosques de la zona, de chupar el néctar de la madreselva, de sentirnos con suerte si una mariquita se posaba sobre nosotros. El trauma de las picaduras de abeja, los molestos mosquitos. Intentar encender un fuego con una lupa y a veces conseguirlo. Durante el otoño, se recogían las hojas con el rastrillo. Los olores de cada estación: esos olores que decían tanto y que aprendimos, sin pretenderlo, en el idioma de nuestros mayores.»

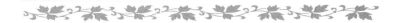

El dinero sí que crece en los árboles

El exterior nos hace iguales: nos espera para ofrecernos aire libre y diversión gratuita. Hoy en día estamos obsesionados pensando en reservar actividades, comprar entradas y hacernos ver. Chorradas. En más de una ocasión he pagado para que mis hijos pudieran asistir a algún gran acontecimiento, solo para después ver cómo se divertían más jugando en un charco con algún amigo al salir del lugar. Quítate de la cabeza la idea de que pagar es mejor y de que es necesario planearlo todo. Haz memoria. Apuesto a que algunos de tus mejores días fueron espontáneos, casuales, salvajes, libres y gratuitos. Sé original y plantéate salir (por salir me refiero a salir de verdad al exterior) cuando organices tu próxima escapada, y verás cómo tu cuenta bancaria respira más tranquila.

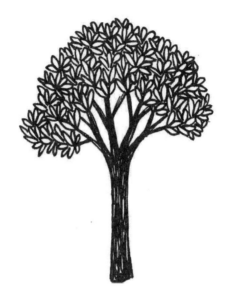

MOMENTO MINDFULNESS

Ten junto a la cama un diario de amaneceres o de atardeceres. Elige una de las dos opciones en función de tus horarios y de tu ciclo de sueño. Cada mañana o cada noche, dedica sesenta segundos a valorar el principio o el final del día saludando o despidiendo al sol. Apunta en tu diario qué aspecto tiene el cielo y cómo te sientes tú: bien o mal, en calma o con ansiedad. Reconocer tus emociones y reflexionar te ayudarán a aumentar tu control sobre ellas. Además, asociarlas a algo tan poderoso como el sol y el ciclo diario te recordará que empezamos de cero cada veinticuatro horas y que este mundo es mucho más grande que tú y que yo.

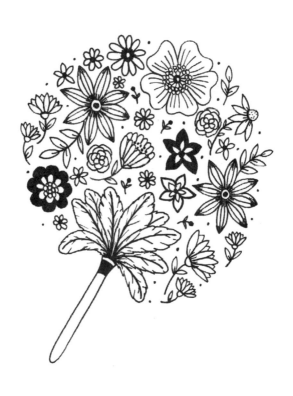

3

Limpieza primaveral

«Se acercaba la primavera […] y los arriates marrones se
cubrieron de un verdor que aumentaba día a día, y nos hacía
pensar que la esperanza se paseaba por allí durante las
noches, dejando las huellas cada vez más alegres de sus
pasos cada mañana.»

Charlotte Brontë

¡Ay, la primavera! El olor a hierba fresca que penetra por las
fosas nasales, la resplandeciente luz del sol que se cuela entre
las persianas por la mañana (¡por fin!) para despertarte de
forma natural, mientras la humedad del rocío limpia los problemas del día anterior. Incluso cuando era niña, en un mundo limitado donde todo giraba en torno a las Barbies y a los
calentadores brillantes, me acuerdo de la emoción que sentía
cuando llegaba la primavera. El ambiente era más ligero y radiante y todos nosotros —flora, fauna y seres humanos— reci-
bíamos el impulso de que los días fueran más largos y de que
el clima fuera más cálido, sobre todo después del desolado invierno. Durante mi niñez, había momentos en los que un
ramo de narcisos apetecía mucho más que un manojo de flores. Eran una ofrenda de paz, un apaciguador de madres, una

taza de sol que iluminaba una casa en ruinas, un conjunto de coronas de oro que me auguraban un futuro brillante. Incluso ahora, que soy una cuarentona más cínica, la primavera me vuelve más optimista. Estar en contacto con la naturaleza para observar y conectar con la germinación, el crecimiento y la floración de esta estación solo aumenta el positivismo que tenemos a nuestro alcance.

¿Por qué es tan especial la primavera?

Cuando una estación es tan verde y frondosa, fresca y aromática, fértil y maravillosa como la primavera, lo justo es que se celebre y se admire. Después del equinoccio de primavera, los días son más largos y las noches más cortas; eso nos hace sentir que podemos hacer muchas más cosas. Ya se ha acabado el frío helado del invierno, pero todavía queda distante la sequedad del verano. Las aves migratorias regresan a sus árboles con un gorjeo triunfante; han sobrevivido, al igual que tú. Nacen los distintos animalillos y los polluelos salen del cascarón, nuevos ojos se abren para observar el mundo. Surgen nuevas cabezas que se giran para contemplar cómo brotan las hojas de los árboles y sus frutos; el mundo se vuelve verde.

Más allá de esta frondosidad exuberante, como si la Madre Naturaleza no nos hubiera dado ya suficientes motivos para ser felices, hay un sinfín de días festivos y de fines de semana para disfrutar. Por ejemplo, en Inglaterra comemos tortitas el Martes de Carnaval y el día de San Patricio nos inunda la buena suerte; además, están los conejitos lindos y los patitos suaves, tanto los de chocolate como los de verdad, en la Pascua.

También se conoce como la época del año en la que decimos adiós a lo viejo y damos la bienvenida a lo nuevo, física, mental y emocionalmente. La primavera es una época con más luz y con temperaturas más altas, dos cosas que nos revolucionan en cuerpo y mente. La tierra cobra vida de nuevo y sientes que tú también. Aprovechar el poder natural de la primavera significa sentirte fuerte y lleno de potencial, sentir la capacidad de crecer y florecer de la cabeza a los pies. ¿Cómo puedes aprovechar los maravillosos recursos de esta estación para mejorar tu vida, tu felicidad y tu relación con el resto del mundo vivo?

Sal del capullo

Quizá cueste un poco de trabajo desintoxicarse del tiempo gélido, los días más cortos y las noches, por lo general, llenas de excesos de la época de fiestas. Las bebidas alcohólicas te pueden dejar un poco aturdido, y quizás ese último dulce estuviera de más. Parece más sencillo tirarse en el sofá y tragarse una serie entera que salir a un mundo nuevo y atrevido con los ojos bien abiertos. Puede que no tengas ganas y estés desanimado, pero la Madre Naturaleza te tiende la mano.

Abre las ventanas de par en par —las de la casa, el coche o la oficina— y deja que entre el aire fresco. Recoge todos los elementos *hygge* que se habían apropiado de tu casa desde diciembre (calcetines de cachemir, mantitas de lana y velas con fragancia a abeto) y reemplázalos por fuentes de fruta de temporada, jarrones con flores perfumadas y jardineras repletas de bulbos. En la primavera, cada nuevo día supone un nuevo comienzo; y crear un vínculo poderoso con la naturaleza, algo tan simple como contemplar cómo brotan y florecen los bulbos desde la ventana de la cocina, te conectará con ella y te proporcionará un placer inmenso, simple y puro.

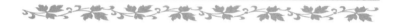

El despertar de la primavera

Un grupo de investigadores de la Universidad de Sussex analizó la actividad cerebral de diecisiete sujetos sanos mientras escuchaban una serie de sonidos naturales y artificiales. Cuando les preguntaron cómo les habían afectado los sonidos, los participantes respondieron que se sintieron más positivos y relajados con los sonidos naturales, y más estresados con los sonidos artificiales. Los resultados del escáner cerebral realizado justo después corroboraron lo dicho: los investigadores señalaron que los sonidos artificiales estimulaban la actividad cerebral relacionada con la ansiedad. Por tanto, abre la ventana y deja que entre el coro primaveral del canto de los pájaros en tu rutina matutina y apaga el telediario. Empezarás el día mucho más relajado.

Deshazte de la resaca por inactividad

Lo primero que puedes hacer para librarte de la estación anterior y dar paso a la que entra es hacer un cambio radical de armario. El tiempo seguirá un poco revuelto y borrascoso, así que no guardes las prendas de abrigo, relega a un rincón lo más gordo y oscuro y deja que el resto del ropero florezca en una fiesta de colores primaverales. Date un capricho y cómprate algo nuevo si puedes, basta con algún complemento como un pañuelo, un collar o unas medias. Añade un verde manzana, un amarillo intenso, un malva suave y un azul cielo. Estos colores claros relajan el alma y combinan con la mayoría de tonos de piel; además, dan un aire fresco al uniforme de invierno negro, azul oscuro y gris. Plantéate la opción de cambiar de perfume y prueba algún aroma floral que con una dosis mínima te endulce el día.

Tira, arregla o encuéntrale un nuevo hogar

Lo más gratificante de hacer una limpieza primaveral en tu vida es echarle un vistazo al desorden que ocupa espacio físico y mental en tu mundo y decidir de qué quieres deshacerte. Dedica un día, si es posible uno con truenos y relámpagos en el que incluso un amante de la naturaleza no pueda salir fuera, y sé sincero contigo mismo sobre lo que necesitas de verdad. Como sugiere Marie Kondo, la gurú japonesa del orden, si algo no te aporta alegría, ni posee un valor sentimental ni tiene una utilidad real, apártalo de tu vida. Se trata de que esta estación deje sitio a lo divertido, fresco y fabuloso. Quién sabe, puede que este verano necesites espacio en el sótano para un kayak, así que coge ahora mismo la antigua impresora y el patinete que se les ha quedado pequeño a tus hijos y llévalos a una tienda de segunda mano. Ordena el montón de papeles y rompe los que no necesites. Échale un vistazo a la pila de revistas y periódicos; piensa qué vas a leer de verdad y recicla el resto.

Los espacios abiertos —de tu habitación, del escritorio o de la guantera— te ayudarán a tener una mente abierta y lista para que la llenes con nuevas aventuras. Anima a tus seres queridos a hacer lo mismo, sobre todo si compartes casa con ellos. Si hay algo que no quieres, no lo necesitas o no se puede arreglar, deshazte de ello. Quizá te parezca una tarea tediosa, pero una vez que está hecha, hecha está, y así tendrás espacio y tiempo en tu vida para las cosas que de verdad te hacen crecer, conectar con el mundo y aumentar tu bienestar. Nadie se ha arrepentido nunca de una buena limpieza.

Agrupa tus pensamientos y tus cosas

Como una mamá pájaro que entrelaza con cuidado su nido con materiales fuertes, firmes y bonitos, necesitas juntar todas las cosas que sabes que harán que tu hogar sea más agradable esta primavera. No me refiero solo a lo material, sino a las ideas, a las personas, a los sueños y a los planes. La primavera es la época perfecta para sentarte con una libreta y un lápiz y pensar sobre qué cosas quieres en tu vida y qué cosas ya no quieres. Puedes hacer una lista de objetivos: por ejemplo, cinco cosas que quieres conseguir antes del verano o cinco cosas que quieres que mejoren en el próximo mes. También podrías escribir una lista de cosas pendientes para los fines de semana de primavera (comprarte flores frescas cada viernes, dar un paseo todos los sábados, visitar un jardín nuevo o una casa señorial los domingos).

Hacer listas funciona. Te ayuda a concentrarte en lo que importa de verdad. También puedes hacer una lista con las cosas que quieres dejar de hacer, dejar de pensar o de preocuparte, como un recordatorio de que la vida es corta y de que no tienes que mirar tus redes sociales cada hora, seguir tres telenovelas a la vez o solo practicar deporte en un lugar cerrado como el gimnasio. Reflexiona sobre tu vida de ensueño y los escenarios ideales para la primavera, y plásmalos en el papel; observa cómo se siembran ellos mismos en tu realidad.

Kate, 33 años

«La gente suele decirlo pero son pocos los que lo hacen: párate a oler las rosas. Yo siempre lo hago, me encantan las variedades tradicionales y de olor intenso, no puedo evitar pararme a olerlas. Las flores tienen una belleza pura y verdadera que puede encandilar a la mayoría de los sentidos si nos acordamos de apreciarlas. Me encanta la floración de la primavera y cómo la diversidad de colores rosa palo hace que parezca que cuelga algodón de azúcar de las ramas de los árboles. Me encanta caminar en un mar de campanillas azules o cruzar de puntillas una alfombra de lavanda. Cuando el ritmo de la ciudad me aísla de la vida, un jarrón con flores junto a la cama o incluso ver una floristería en una calle muy concurrida me trae a la memoria un millón de olores e imágenes.»

Contágiate de la gripe primaveral

La primavera es la época perfecta para probar cosas nuevas y superar tus límites. Por eso mismo, es la estación ideal para empezar tu propia versión de la terapia del bosque y conectar más a fondo con el mundo natural. Has decidido convertirte en una versión de ti más alegre y fuerte, pero menos estresada; no en una versión irreconocible, solo en una renovada y menos preocupada, que hasta puede que abrace árboles en sus ratos libres. Lo de abrazar a un árbol es una metáfora (aunque a decir verdad sienta muy bien). La primavera consiste en ser valiente y experimentar, igual que esos animalillos que ves en el bosque que abandonan el nido y vuelan por primera vez o se alejan dando saltitos de sus madres. Es una estación de triunfo acelerado y tú eres tu mejor defensor.

La primavera es una estación para proponerte una lista de experiencias que solo ocurren una vez en la vida y que la naturaleza pone a tu disposición: momentos de los que te arrepentirás si te los pierdes. Estas son algunas sugerencias de mi propia lista de «menos mal que lo hice»:

Sal a remar en una canoa o en un bote de remos y disfruta de una aventura en el mundo acuático. Atraca en alguna orilla agradable para descansar y observar las criaturas que viven en el medio acuático. Cuando estés bien anclado, date el capricho de hacer un pícnic o echarte una siesta mientras el balanceo suave del bote relaja el cuerpo y la mente. Mis hijos y ahijados me convencieron para ir a remar a un lago de Suffolk el verano pasado. Cuando se me pasó el miedo de estar al cuidado de cinco niños y de que si zozobrábamos sería horrible, cantamos, navegamos y ejercitamos los músculos mientras esquivábamos a los patos. Nunca olvidaré lo bien que me lo pasé.

Da una vuelta en bicicleta por la ciudad. Se trata de una manera fantástica de verlo todo y de enamorarte de la zona. Aquí va un ejemplo. Nueva York puede ser un sitio bastante abrumador para vivir, donde los zombis desfilan por las aceras abarrotadas absortos en sus teléfonos móviles, se ensucian en el metro o se quedan parados en una nube de contaminación en un atasco de taxis. Cuando me mudé a Manhattan (y no tenía amigos, ¡bua, bua!), todos los domingos alquilaba una bicicleta, me daba una vuelta por Central Park y comía en un jardín precioso con un lago con botes de remos. Así fue cómo conocí y llegué a admirar la ciudad. Las agujetas en las reuniones de los lunes por la mañana (no soy una deportista nata) merecían la pena.

Baila descalzo en la playa. Quítate los zapatos, la vergüenza, la preocupación y muévete. Hay una sensación de liberación cuando notas la arena entre los dedos de los pies. No solo exfolia las plantas de los pies, sino también el alma. Si estás planteando librarte de los kilillos de más del invierno, lee con atención: caminar sobre la arena quema un treinta por ciento más de calorías que caminar sobre una superficie plana artificial, así que imagina lo que conseguirías bailando en la arena. Tampoco tienes que esperar a estar en el Caribe. Te servirán otras zonas cercanas. En Inglaterra, por ejemplo, encontrarás Margate (Kent), Skegness (Lincolnshire) o Barry Island (Gales). Busca algo de arena y mueve el esqueleto.

Contempla las luces del Norte. Esta deslumbrante experiencia, cuya aparición es bastante variable pues juega al escondite, no se rige por plazos o agendas, pero algunos trucos harán que te sea más fácil ver el espectáculo nocturno y maravilloso de la aurora boreal. Dirígete a una zona en la que se pueda ver (Alaska, Canadá, Suecia, Finlandia, Noruega, Escocia o Islandia son las opciones principales) en invierno o en primavera, cuando las noches todavía son oscuras, pero hay menos nubes. Para no llevarte un chasco en caso de que la aurora boreal no se deje ver, procura ir a un lugar que te guste y prueba a hacer senderismo glaciar, subirte en un trineo tirado por huskies, dar un paseo en poni por la montaña o hacer una carrera con motos de nieve.

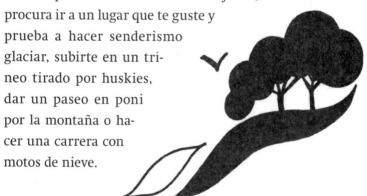

Lista de reproducción de primavera

Ponte a bailar con estas diez melodías llenas de vida y energía, ideales para esta estación de nueva esperanza y de nuevos comienzos, además de su mucha energía:

- *Don't Stop* de Fleetwood Mac
- *Spring is Here* de Frank Sinatra
- *A Father's First Spring* de The Avett Brothers
- *The First Day of Spring* de Noah and the Whale
- *You're My Best Friend* de Queen
- *Build Me Up Buttercup* de The Foundations
- *Absolute Beginners* de David Bowie
- *Wanna Be Startin' Somethin* de Michael Jackson
- *Spring Haze* de Tori Amos
- *Spring Manifestations* de Santana

Limpieza primaveral del alma

La casa y el armario ya están listos, y tienes la maleta llena de objetivos y deseos; ¿qué hay de tu mente? Esta nueva estación, la supuesta época de renovación, es ideal para hacerte algunas preguntas profundas y llenas de significado. Dirígete a un lugar tranquilo, un lugar en el que puedas respirar hondo, sincerarte y hacerte las siguientes tres preguntas:

1. ¿Necesito cambiar alguna de las «reglas» por las que se ha regido mi vida hasta ahora?

¿Necesito decir que sí a todas las personas y los planes? ¿Necesito cocinar todo desde cero? ¿Necesito organizar cenas en mi casa cuando en realidad pienso que son estresantes y caras? Sin ni siquiera darnos cuenta, todos caemos en malos hábitos y limitaciones que nos hacen perder el tiempo. Pasamos el tiempo con personas que no nos caen bien y hacemos cosas que no nos hacen felices. Analiza las «reglas» que te has puesto a ti mismo y cambia las que no te gusten. ¡Rebélate! Forja una vida que te haga más feliz en esta primavera y en las estaciones que están por venir. Examinar con sinceridad la forma en que empleas tu tiempo te hará ganar más para las actividades indicadas en este libro que son buenas para ti. Yo, por ejemplo, no tengo plancha. A mi madre le da algo, mi suegra no se lo cree y yo voy de un lado para otro con unas arrugas muy extrañas, pero no me importa. Planchar no es una prioridad para mí ni para la felicidad de mi familia; prefiero pasar más tiempo jugando al aire libre.

2. ¿Necesito relajarme y soltar las cosas?

Si, al igual que yo, no puedes dormir por la noche por las preocupaciones y las molestias innecesarias y te reconcome la sensación de culpa o inseguridad, necesitas descargar todo ese peso mental como si fuera un montón de nieve; observa cómo se derrite y sigue adelante libre de culpas y más contento que unas castañuelas. Yo doy demasiadas vueltas a las cosas durante mucho tiempo, siempre lo he hecho desde que era niña, y hasta la fecha no me ha hecho ningún favor. Lo analizo todo y a todas las personas en exceso, y busco indicios de que las he disgustado o de que he hecho algo mal. Freud se lo habría pasado pipa desenterrando traumas para justificar mis puntos débiles, pero llegó un punto —cerca de los cuarenta— en el que, simplemente, tiré la toalla. Una vieja amiga muy sabia me dijo dos cosas por aquel entonces. Primero, no puedes hacer que las personas sean como tú; tienes que ser capaz de gustarte a ti mismo. Segundo, cuando te marches tras haber quedado con un amigo o un familiar, tienes que sentirte acogido y arropado. Si te alejas sintiéndote disgustado o preocupado, tendrás que corregir tu actitud o distanciarte de su comportamiento. La vida es para vivirla con amor y desenfado, no con miedo o para desenterrar el pasado. La vida es demasiado corta para pasarla sin sentirte sano, valioso y feliz.

3. ¿Cómo puedo estimular mi cuerpo y mi mente de una forma nueva y refrescante?

Bueno, ya has terminado con toda la parte de la autocrítica y de la vuelta al pasado. ¿Qué puedes hacer ahora para empezar con el pie derecho? ¿Cómo puedes convertirte en esa versión sin ataduras, libre y feliz? Aquí tienes algunas maneras de conseguirlo:

- **Cambia tus amigos tóxicos** (esos amargados por los celos, la ira, los ataques o la dependencia extrema de ti) por otros nuevos que tengan intereses más en línea con los tuyos. Búscalos en un club de lectura, en un estudio de yoga, entre senderistas amantes de la naturaleza, en la puerta del colegio de tus hijos, en una fiesta después del trabajo, en un club local de jardinería... En cualquier lugar donde te guste estar, cualquier lugar que te haga sentir mejor. Mientras avanzas en esta nueva y apasionante estación, atraerás de forma natural a personas afines a ti que también aspiren a las cosas positivas de la vida. No te olvides de llevarte en este nuevo camino a los buenos amigos que ya tienes.

- **Puedes organizar una competición** contigo mismo, en vez de competir con cualquier otra persona. Esfuérzate para ser más feliz o un mejor lector, estar más sano o más descansado. Proponte retos que te hagan prosperar y florecer como persona, y deja de prestar atención a lo que hacen o tienen los demás.

- **Haz algo que te dé miedo cada día.** Ya sea hablar con alguien que no conozcas, salir a dar un paseo o tomar un café a solas, estudiar un idioma nuevo o cultivar plantas aromáticas en el balcón, si es que la jardinería no es lo tuyo. El catálogo de posibilidades no tiene límites, ni tampoco tu ingenio, cuando te des cuenta.

- **Encuentra un maestro.** Sé un maestro. Busca gente que te anime a sembrar ideas positivas y que quiera verlas crecer y haz lo mismo por otra persona; alguien más joven que tú o que tenga menos experiencia en el campo que hayas elegido. Todos estamos juntos en esta escalera de la vida, y es conveniente que nos ayudemos los unos a los otros para llegar hasta el cielo.

- **Enfréntate a un reto físico** y apunta el progreso en tu agenda o diario. No me refiero a participar en un Ironman o querer unos bíceps muy marcados, sino a cualquier cosa que encaje dentro de tu estilo de vida y tus deseos. Por ejemplo, proponte hacer cinco minutos de saludo al sol cada mañana, dar un paseo por una zona arbolada en la hora del almuerzo o nadar al aire libre cada domingo. La claridad mental y el positivismo no tienen sentido sin el movimiento físico.

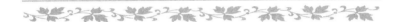

Lecturas de primavera

Aquí tienes cinco libros para revitalizarte durante un día de primavera en un prado:

- *El jardín secreto* de Frances Hodgson Burnell
- *Sobre la belleza* de Zadie Smith
- *Abril encantado* de Elizabeth von Arnim
- *El mentiroso* de Stephen Fry
- *Todas las criaturas grandes y pequeñas* de James Herriot

A abril con sus chaparrones, sigue la primavera con sus flores... y las botas de agua

Está claro que la primavera no son todo corderitos y conejitos saltarines y tú paseando por bosques llenos de colores sintiendo en la piel el calor por primera vez en el año, totalmente embargado por la felicidad; también puede ser bastante húmeda y monótona. Algunas personas aprovechan los chaparrones como excusa para refugiarse en la oscuridad y, por supuesto, hay una razón lógica para no querer empaparse. Pero —y este es un pero muy grande— el tiempo de los chaparrones también nos da la oportunidad de sentirnos vivos como ningún otro fenómeno meteorológico. ¿Por qué chapotear en los charcos de barro o sacar la lengua para coger las gotas de lluvia tendrían que reservarse exclusivamente para los más pequeños? Creo que cuanto mayores nos hacemos, más necesitamos este tipo de actividades inocentes y antiestresantes.

Siempre he admirado a Gene Kelly, sonriendo mientras se pone empapado en *Singin' in the Rain*. La próxima vez que diluvie, sal y recrea la escena (eso sí, evita el enfrentamiento con un policía). O busca un lugar medio resguardado al aire libre durante un aguacero (los techos de hojalata son los mejores) y haz partícipes a todos tus sentidos, escuchando el plic, plic que cae sobre tu refugio mientras ves cómo las nubes atraviesan el horizonte. Por supuesto, un día en el que la lluvia limpie con fuerza las ventanas te dará la oportunidad de lucir esas botas de agua tan monas a juego con el chubasquero que tanto has ansiado ponerte para una ocasión perfecta. Si nada de esto te llama la atención, recuerda que el bosque, y tu jardín, lo están absorbiendo todo, se están hidratando antes de que llegue el verano y disfrutan con cada gota.

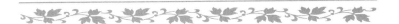

Flores de primavera

Estas variedades son muy comunes en algunas zonas en esta época del año y son representativas de la estación, así que, si tienes la oportunidad, date a ti y a tu casa un capricho con un ramillete esta primavera:

- Fresia
- Jacinto
- Lirio del valle
- Magnolia
- Narciso
- Peonía
- Tulipán

Stephanie, 45 años

«En Kentucky, donde resido, todos los años observo que entre finales de febrero y principios de marzo hay una magia que recorre los campos y las colinas. Es tan sutil que siempre me pregunto si los demás se percatan de ello. Es un cambio en la tonalidad del terreno. Los tonos marrones del invierno reflejan el color de un cielo polvoriento; después, el suelo se tiñe de morado, como si una ola arrasara con todo. Como es lógico, lo atribuyo a la primavera, pero en realidad no sé de dónde proviene. De una manera poética, es como si el aura de la Tierra se transformara con la llegada de la nueva estación y me hiciera señas para que me estire y salga de mi caparazón de invierno».

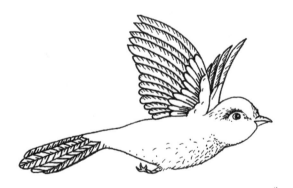

MOMENTO MINDFULNESS

Medita sobre los nuevos comienzos tan característicos de la primavera. Cierra los ojos y piensa en la persona que eras hace diez años. ¿Quién eras por aquel entonces? Ahora piensa en quién eres en la actualidad. ¿Tu yo del pasado estaría orgulloso y emocionado de tu vida actual? ¿Qué le haría sentirse orgulloso? Date a ti mismo un abrazo mental y felicítate por haber llegado tan lejos. Ahora, piensa en el futuro. ¿Quién serás dentro de diez años? Fíjate algunos objetivos e imagina que creces, floreces y llegas a las copas de los árboles como un bulbo en el suelo, lleno de color y vida. Medita sobre tres cosas que quieras poner en marcha. Ahora, abre los ojos y ponte a ello.

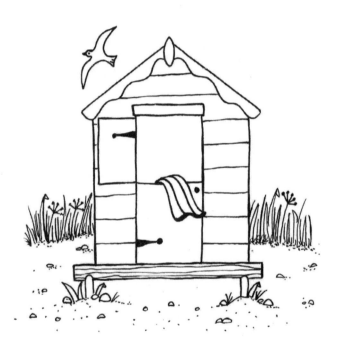

4

Amor de verano

*«Tarde de verano, tarde de verano; me han parecido siempre
las tres palabras más hermosas de la lengua inglesa.»*

Henry James

El verano es la estación más sensual de todas. La temperatura
sube y nos vamos quitando capas de ropa. La piel bronceada y
el cabello aclarado por el sol brillan mientras las puestas de
sol transforman el cielo en un *collage* de tonos rojos y rosas.
Durante las largas noches perfumadas, el aroma del jazmín
perdura en el aire y se mezcla con la fragancia de coco de la
piel y el olor de las bebidas cítricas. Los colores son más inten-
sos y las personas parecen más felices. Hay un tsunami de
piña colada y bikinis, colchonetas hinchables y helados,
chanclas y minigolf, piscinas naturales y bares con terraza.
El verano está hecho para disfrutar al aire libre, y salir de
fiesta y relajarse mucho más están a la orden del día. Por supuesto, no hay que subestimar el poder sanador de una siesta
bajo la sombra de un árbol mientras te envuelve una brisa
agradable. El verano es la estación de la exquisitez, es cuando
incluso la Madre Naturaleza se toma unas vacaciones para
descansar y admirar el gran trabajo que ha hecho.

La ciencia y el porqué del verano

Podrás evitar, o incluso ignorar, las historias de terror de los meses más calurosos —panales de avispas, picaduras de mosquito, ponerse rojo como una gamba, la humedad que encrespa el pelo— si tomas las precauciones adecuadas. De hecho, no deberían frenarte para disfrutar al máximo de estar en el exterior y aprovechar el valor añadido natural de los meses más cálidos. ¿Por qué?

- Los estudios (y nuestra propia experiencia) muestran que comemos mejor, de forma natural y sencilla, en verano. La abundancia de frutas, ensaladas y verduras, frescas y apetecibles, es rica en vitamina C y antioxidantes pero baja en grasas y calorías innecesarias. También solemos beber los dos litros de agua recomendados al día cuando hace calor, lo que ayuda a eliminar toxinas y a mejorar la digestión.
- La luz ultravioleta convierte el colesterol dañino en vitamina D, así que tomar el sol unos diez minutos al día es muy bueno para disminuir el colesterol, que a su vez reduce el riesgo de un derrame cerebral o de una enfermedad coronaria.
- El aumento de la temperatura disminuye el riesgo de padecer trombosis venosa profunda, puesto que el buen tiempo contribuye a que los vasos sanguíneos se ensanchen y mejora la circulación.
- El clima cálido alivia los dolores y las molestias de la artritis, lo que permite sentirse más ágiles y flexibles a los que la padecen.
- Los días claros y soleados también previenen la aparición de una crisis en las personas con migraña.

- Según un estudio realizado en el Reino Unido con once mil personas, es menos probable morir por un infarto en verano. Los científicos creen que los altos niveles de vitamina D desempeñan un papel protector en aquellos que padecen problemas de corazón, y también aumentan las posibilidades de sobrevivir.

- Las noches calurosas incitan a las personas a quitarse el pijama de franela y a dormir sin ropa. Estas son buenas noticias si compartes cama con alguien a quien quieres, porque el contacto piel con piel aumenta la concentración de la hormona oxitocina, que hace que te sientas amado y cómodo. Esto desencadena un mayor número de relaciones íntimas, lo que aporta muchos beneficios físicos y mentales en sí cuando se hace bien.

- Sudas más. Puede que esto suene fatal, pero una buena sesión de transpiración es clave para abrir los poros y expulsar bacterias y toxinas; gracias a esto, mejorará el aspecto de la piel. Además, cuanto más sudor, más feromonas, el aroma natural del cuerpo que hace que alguien nos parezca irresistible.

Friluftsliv en el mar: los beneficios de la terapia acuática

El agua funciona. De verdad que sí, de una infinidad de maneras. Nuestros cuerpos están compuestos por un sesenta por ciento de agua (¡y nuestro cerebro por un setenta y cinco por ciento!), así que tiene sentido que aprendamos a apreciarla. Dale un sorbo, mírala, sumérgete en ella; es más fácil hacer todo esto en verano, cuando hace más calor y los días son más largos. ¿Cómo puedes entrar en la rutina de beber más agua en verano para que se convierta en un acto natural a lo largo del año?

1. Bébetela

Empieza el día con agua. Bebe un vaso de agua al despertarte, antes de comer o beber cualquier otra cosa. Este gesto simple y gratuito a diario rehidrata el cuerpo y repone los líquidos consumidos durante la noche. Hacerlo ayuda a transportar los nutrientes por todo el cuerpo, a mantener una temperatura corporal adecuada, a digerir la comida y a irrigar el cerebro con la energía eléctrica necesaria. Un solo vaso de agua acelera la capacidad creativa y de procesamiento del cerebro y mejora la memoria y la concentración. Los estudios demuestran que beber 475 mililitros de agua fría antes que cualquier otra cosa acelera el metabolismo hasta en un veinticuatro por ciento, así que mantenerse hidratado también te ayudará a deshacerte de esos kilillos de más. Además, el agua es el embellecedor por excelencia. La deshidratación es una de las principales causas del aspecto seco y arrugado al que nos enfrentamos al envejecer, así que regar tu epidermis con un poco de agua rellenará las imperfecciones de la piel y te devolverá tu brillo juvenil.

Las directrices sanitarias recomiendan que los hombres beban 3 litros de líquido al día y las mujeres 2,2 litros (esto incluye también otras bebidas, excepto las que llevan cafeína o alcohol, que deshidratan el cuerpo). A pesar de esto, según una encuesta de los Centros para el Control y la Prevención de Enfermedades de Estados Unidos, casi el cincuenta por ciento de la población estadounidense no cumplía esta recomendación. En nuestro caso, los británicos también pecamos de beber poco, y según un estudio del *British Journal of Nutrition* se trata de un problema que nos pone la cabeza como un bombo. Asegúrate de no ser una de estas personas. El agua hará que te sientas más radiante y ligero, que tu sistema digestivo funcione mejor y que tengas menos dolores de cabeza, lo digo en serio. Para acordarme de empezar mi día bebiendo agua, dejo un vaso del tamaño adecuado al lado del hervidor de agua y me obligo a bebérmelo entero antes de darme el capricho del café mañanero. Tengo amigos que toman agua caliente con una rodaja de limón; los cítricos aportan un chute matutino de vitamina C que el cuerpo absorbe con facilidad antes de que se llene con otras cosas, pero yo la prefiero fría y natural. Cualquier opción es mejor que nada. Añade alguna rodaja de pepino o naranja si no te gusta que sea tan insípida. Incluso es mejor beber los litros de agua combinados con una bebida con sabor a fruta que no beber nada.

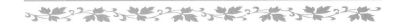

Estar vivo, estar hidratado

Beber agua con frecuencia en los meses de verano es muy importante, sobre todo cuando sales a pasear o a hacer ejercicio. Lleva una botella de agua contigo y deja otra en el escritorio del trabajo. También puedes beber una infusión de té de hierbas por la noche para relajarte y aumentar la ingesta de líquidos. Come alimentos ricos en agua como ensaladas, frutas y verduras. Recuerda: muchas veces, la sensación de hambre es solo un indicio de sed; bebe antes de comer para ver si eso sacia tu apetito. Tu propio cuerpo te avisará si estás deshidratado. Si tienes los labios secos, bebe. Si la orina es de color amarillo intenso y tiene un olor fuerte, bebe.

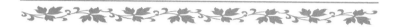

Hidratación en casa

Añade dos tazas de sales de Epsom a la bañera para disfrutar de un baño relajante que calme los dolores y las molestias, alivie los músculos cargados y rehidrate la piel. Siempre añado al agua unas gotas de aceite esencial de lavanda para aliviar aún más el estrés. Añadir polvo de algas marinas al ritual eliminará impurezas y toxinas, lo que también será muy beneficioso para la salud. Después de haberme bañado en el mar Muerto hace unos años, de vez en cuando también uso tratamientos de baño de esa región, que recibo directamente en casa.

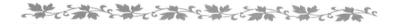

2. Haz ejercicio en ella

Todo va viento en popa. Dar el salto solo mejorará tu vida. La natación es la mejor forma de hacer ejercicio para todas las condiciones físicas y edades, ya que es suave con las articulaciones y proporciona al corazón y a los pulmones un ejercicio aeróbico excelente. La resistencia al agua fortalece los músculos y reduce la tensión arterial. Puedes quemar todas las calorías que quieras nadando deprisa en estilo crol o mariposa, pero cualquier estilo será un buen desafío para todo el cuerpo. Se ha comprobado que nadar en agua tibia alivia la rigidez y el dolor y aumenta la flexibilidad porque reduce la sobrecarga de las articulaciones, lo cual es especialmente útil para las mujeres embarazadas y las personas con sobrepeso o con artritis.

La hidroterapia, que consiste en nadar o flotar en el agua, también tiene un efecto tranquilizante en la mente; la ingravidez del agua ofrece una distracción física y mental del peso de las preocupaciones de la vida. El ritmo respiratorio que tienes mientras nadas regula las ondas cerebrales, que también silencian el parloteo mental que ocasiona la ansiedad.

Nadar en el mar tiene su propio nombre, así es de especial: la talasoterapia (una palabra utilizada por primera vez por el dios de todas las cosas buenas para nosotros, Hipócrates, ni más ni menos). El agua del océano está repleta de minerales como, por ejemplo, sodio, cloruro, sulfato, calcio y magnesio; todos son útiles para curar enfermedades de la piel, como la psoriasis y el eccema. Nadar en el mar también reduce los síntomas de la rinitis alérgica y los problemas respiratorios. Una de las razones por las que se cree esto es porque las salpicaduras de agua marina reducen la inflamación de la nariz y la garganta. El agua del mar también está llena de microorganismos que refuerzan el sistema inmunitario humano con antibióticos y antibacterianos. Así que, ¡al agua, patos!

Más hielo, nena

Si te atreves, date un chapuzón en el agua helada de un lago, un río, un océano o una poza de agua mineral; eso activará los receptores de la temperatura situados debajo de la piel que liberan endorfinas, serotonina y cortisol. De este modo, los beneficios de sentirse bien se manifiestan por completo (pero piensa siempre en tu propia seguridad y mantente alejado del peligro). Si el frío no es lo tuyo, no te preocupes. Nadar o bañarse en el agua tibia del mar mejora la circulación y restaura los minerales esenciales que has perdido por el estrés, la mala alimentación y otros venenos modernos.

3. Mírala

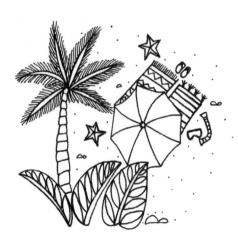

¡Unas vistas al mar valen más que su peso en agua!

Seguro que no nos sorprende que un nuevo estudio haya apuntado que vivir cerca de la costa tiene un impacto potente y positivo en la salud de una persona. ¿Quién no se ha quedado mirando el mar (o el océano) alguna vez en un estado de meditación y ha sentido que la tensión y el estrés se retiraban con la marea? Ahora la ciencia ha demostrado que contemplar el mar modifica nuestras ondas cerebrales y que el color azul se asocia psicológicamente con una sensación de paz y tranquilidad. Todo esto mientras el ir y venir rítmico de la marea relaja nuestro cerebro hiperactivo y agotado. Esta ola de amor marino, junto con el paisaje y el sonido (y no olvidemos el olor), activa el llamado sistema nervioso parasimpático, la parte de nuestro cuerpo que nos ayuda a relajarnos y a soltar las preocupaciones. Así que tan solo con observar el mar, sin ni siquiera nadar en él, simplemente con sentarnos cerca, nos aporta una inyección increíble de salud.

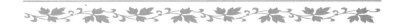

Lecturas de verano

Aquí encontrarás cinco libros extraordinarios para quedarse frito en un día soleado de verano en la playa:

- *Chesil Beach* de Ian McEwan
- *El ancho mar de los Sargazos* de Jean Rhys
- *Secretos* de Shirley Conran
- *El valle de las muñecas* de Jacqueline Susann
- *Brighton Rock* de Graham Greene

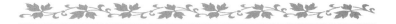

4. Respírala

La vitamina marina, ese aire salado del mar que tanto deseamos que traguen nuestros pulmones desde tiempos inmemorables, puede que nos guste tanto porque la brisa marina está llena de iones negativos. Según el *Journal of Alternative Complementary Medicine*, la terapia de iones negativos, la forma pija de decir «aspirar el aire del mar», ayuda a tratar los síntomas del TAE (trastorno afectivo estacional), como la depresión y la ansiedad. También se dice que el aire del mar (y del océano) diluye la mucosidad, mejora la función pulmonar, reduce la tos y disminuye la presión de los senos nasales en pacientes con problemas pulmonares, lo que destaca el poder de la playa para todos nosotros. La brisa del mar es muy beneficiosa para nuestra salud porque contiene gotas diminutas de agua de mar (que, como sabemos, está llena de muchas cosas buenas) y está libre de los vapores nocivos de la vida cotidiana como las partículas de hollín y los gases de escape. Por tanto, aunque no vivas en la costa, intenta ir cada cierto tiempo para dar un paseo tonificante y respirar hondo.

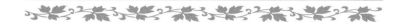

Lista de reproducción de verano

Sal a bailar y a mover el esqueleto con estas diez melodías para tomar el sol y chapotear en el agua, ideales para esta estación de noches calurosas y días soleados… y mucha diversión:

- *Pocketful of Sunshine* de Natasha Bedingfield
- *Cheerleader* de OMI
- *La Isla Bonita* de Madonna
- *Strawberry Swing* de Coldplay
- *California Gurls* de Katy Perry y Snoop Dogg
- *Wouldn't it be Nice* de The Beach Boys
- *Soak Up the Sun* de Sheryl Crow
- *Walking on Sunshine* de Katrina and The Waves
- *Steal My Sunshine* de Len
- *English Summer Rain* de Placebo

Andrea, 41 años

«Nada se compara a una cabaña en la playa. Son perfectas tanto por dentro como por fuera; cada vez que le hago una foto a la nuestra, parece que sea una postal. Además, nuestra cabaña es el único lugar donde no tengo cobertura, así que no puedo usar el móvil en todo el día, lo cual es un alivio en estos tiempos en los que estamos pegados a los teléfonos las veinticuatro horas del día. Dedico toda la atención a mis hijos, y si están durmiendo una siesta o jugando por su cuenta, hasta puedo leer un periódico o una revista, o simplemente sentarme y soñar despierta mientras escucho y observo el mar. Es un regalo auténtico y extraordinario.»

La belleza y la playa

La costa tiene un no sé qué. Nada llama más a la evasión de la realidad que un viaje a la playa. La contemplación silenciosa de recoger conchas y trozos de madera, la búsqueda consciente de cangrejos y coral. Un día de verano en la playa es, a la vez, lo más natural del mundo y lo más lujoso, se asocia con las vacaciones de la niñez y los buenos momentos con los amigos. El mero trayecto merece la pena por los recuerdos felices que nos trae a la memoria. Los millones de granos de arena que te rodean también aportan cierta perspectiva. Agarra un puñado y mira cómo se escapa entre los dedos. Ese simple gesto nos enseña muchas lecciones sobre la vida: la vida es fugaz, la vida es bella; disfruta de las pequeñas cosas de la vida; sé paciente.

La arena también aporta algunos beneficios físicos:

- En Egipto están de moda los «baños de arena». Durante quince minutos, entierran en la arena hasta el cuello a una persona que tiene dolencias y cansancio físico para que sienta los poderes curativos del peso y el calor de la arena, pues creen que así se alivian los síntomas del reúma y el dolor en las articulaciones, a la vez que le dan un masaje relajante en la cabeza. ¿Por qué no dejas que tus hijos te den un baño de arena la próxima vez que estés en la playa? Solo acuérdate de que no te entierren el cuello, la cabeza y las manos.

- La arena es un excelente tratamiento exfoliante natural, y gratis, para las manos, los pies y el cuerpo; suaviza la piel y elimina las células muertas. Date un chapuzón, luego frótate el cuerpo suavemente con arena y vuelve al mar para enjuagarte. O llévate un poco de arena a casa para mezclarla con crema hidratante o aceite de almendras. Primero, aplica la mezcla de arena y crema hidratante por el cuerpo, y luego métete en la ducha y hazte un masaje con movimientos circulares mientras el agua enjuaga poco a poco la piel. Aclara después de unos minutos y siente la diferencia. Tendrás la piel tan suave como el culito de un bebé.

- Pasear por la arena ejercita los músculos de una forma diferente a caminar sobre una superficie firme, lo que proporciona a tu cuerpo un estiramiento único. Caminar en la arena también te dará una sesión de reflexología totalmente gratis. La arena movediza bajo los pies funciona en varios puntos de presión, lo que te permitirá liberar toxinas y tensión a cada paso.

- Correr por la playa pone a prueba tu agilidad para saltar sobre trozos de madera y para esprintar cuando la marea sube; además, consigue que tu corazón se acelere de una manera única.

- Hasta tumbarte en la arena es beneficioso. Tomar el sol con precaución durante el tiempo recomendado (quince minutos antes de echarte protector solar, véase la página 93) sin dañar la piel hará que tu sistema endocrino secrete endorfinas, que, junto a la tranquilidad del ambiente, te relajarán más que cualquier balneario de los que cuestan una fortuna.

- Caminar descalzo por la arena (también conocido como *earthing*) es ideal para establecer una conexión con la tierra. Esta práctica es una forma de eliminar el exceso de electrones positivos que se acumulan con el tiempo, debido al estrés de la vida moderna, al pisar la tierra, que tiene una ligera carga negativa, y así conseguir el equilibrio de un estado neutral saludable.

Además, caminar descalzos al aire libre nos viene genial porque conseguimos conectar con el mundo natural a través de la propia piel. Ir descalzos también contribuye a corregir la postura, que se desequilibra al caminar con zapatos por la acera.

Cómo aprovechar la naturaleza en las vacaciones de verano en la ciudad

Es muy fácil conectar con la naturaleza si vas a un complejo playero o a una cabaña en la montaña durante las vacaciones de verano, pero las escapadas en la ciudad requieren un poco más de planificación. Antes de salir, consulta blogs de naturaleza del lugar de destino o comprueba su ubicación mediante etiquetas en las redes sociales y toma nota de los restaurantes, las cafeterías y los bares que tengan un espacio pintoresco al aire libre para relajarse. Pregunta a los amigos que ya hayan estado allí para que te den ideas sobre dónde hacer un pícnic o qué parque visitar. También puedes comprar una guía que indique qué museos, castillos y catedrales tienen jardines que se puedan visitar. Mira si hay alguna playa artificial o un lago donde puedas alquilar un bote. Si vas al

Reino Unido, consulta en el National Garden Scheme si hay jardines que estén abiertos al público u otros jardines más grandes que se puedan visitar. Seguro que también hay clases de yoga al aire libre o paseos mindfulness por la naturaleza en algunas ciudades. No te quedes encerrado dentro de los límites de la ciudad con sus restricciones: coge el transporte público (una experiencia divertida por sí sola, sobre todo en un país diferente) para ir a las afueras y más allá; explora las viñas, las granjas, los parques, los ríos y los retiros de campo de los alrededores.

Acudir a los eventos deportivos de la zona también es una buena idea para probar cosas nuevas y divertirse al aire libre. Así que, cuando llegues, consulta la programación local de partidos y espectáculos importantes.

¡Disfruta de las vacaciones en casa!

Aunque no vueles a ningún lugar exótico este verano, siempre puedes darle emoción a tu rutina como amante de la naturaleza probando algún deporte o pasatiempo nuevo. ¿Qué te parecen los siguientes?

- Un paseo por el jardín botánico en el que nunca has estado para coger ideas para tu propio espacio verde.
- Un partido de tenis en las pistas de la ciudad con amigos que estén dispuestos a jugar. Es una buena excusa para tomarse algo fresquito después.
- Un paseo en kayak por un centro acuático, lago o río cercano.
- Un partido de voleibol; es lo que se lleva ahora.

- Una partida de bolos, bochas o petanca. Puedes llevarte tu propio juego a algún lugar divertido.
- Ir a un cine al aire libre, o comprar o alquilar un proyector para montarlo tú mismo. No te olvides de las palomitas.
- Una tarde recogiendo fresas.
- Comprar alimentos nuevos en el mercado local.
- Montar tu propia heladería, con purpurina comestible, virutas de arcoíris y cuencos *vintage* de cristal, y disfrutar del festín con amigos o familia.
- Balancearse y echarse una siesta en la hamaca del jardín.
- Un concierto al aire libre: sal a hacer un pícnic y a menear el esqueleto.
- Jugar al Twister en el césped; pinta círculos de colores con espray en el césped del jardín y estira todo el cuerpo.
- Una discoteca en el jardín trasero que brille en la oscuridad; que sea todo rollo ochentero con tubos fluorescentes, collares y diademas con antenas llamativas.

Anna, 30 años

«Mi vecina francesa esparce brotes de lavanda secos por la entrada de su jardín delantero cuando organiza una fiesta de verano. Cuando los invitados comienzan a llegar durante las calurosas tardes soleadas, pisan las flores y el jardín se llena de un olor increíble y penetrante.»

Flores de verano

Estas variedades son muy comunes en algunas zonas en esta
época del año y son representativas de la estación, así que, si
tienes la oportunidad, date a ti y a tu casa un capricho con un
ramillete este verano:

- Aciano
- Alhelí de noche
- Consuelda
- Dalia
- Delfinio
- Guisante de olor
- Lavanda
- Lirio
- Nardo
- Rosa

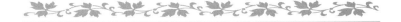

Hasta el verano que viene

Ese viaje en barco, esa barbacoa, el partido de béis-
bol en el parque, las sonri-
sas junto al mar y las puestas
de sol, esa concha que guardas

como recuerdo de un verano bien aprovechado; parece que los recuerdos mágicos se crean con más facilidad durante la estación más calurosa. Cuando el sol brilla y hemos salido a explorar el mundo parece que estamos en nuestro mejor momento. No es ser llorica ni dejarse llevar por la autocomplacencia: rememorar con nostalgia el verano que acabas de pasar, o un verano de la infancia, puede aumentar tu bienestar. Recordar momentos especiales con amigos y familia puede conectarnos con el mundo y aumentar la autoestima, como han descubierto los investigadores de la Universidad de Southampton. Evocar esos recuerdos felices puede disminuir la depresión y hacernos sentir más optimistas sobre el futuro. Rememorar los buenos tiempos suele provocar una sensación de gratitud, que a su vez nos anima a ser más amables y cariñosos.

¿Cómo aferrarse a los sentimientos del verano mientras nos dirigimos hacia días más oscuros y sombríos?

- **No dejes que las fotos se pudran en Facebook** o en el móvil; imprímelas o elige tus doce favoritas y conviértelas en un calendario para el año que viene. Hazlo cuanto antes. Crees que te acordarás y que lo convertirás en una prioridad durante los meses de invierno, pero no será así. Hazlo mientras los recuerdos estén vivitos y coleando.
- **Pon tu canción del verano** como tono de llamada o despertador.
- **Da un paso adelante en la meditación,** imagínate en el lugar donde te sentiste más vivo y feliz este verano: esa cala desconocida que encontraste por casualidad o la exposición de flores que visitaste durante el puente. Recuer-

da los lugares, los olores y los sonidos, y deja que la nostalgia te invada. Espera a que la sonrisa se expanda por tu rostro y tu corazón.

- **Olvídate de lo tradicional** y no cuentes ovejitas en una noche de otoño en la que no puedas dormir: cuenta los paraguas de tus mojitos o los abejorros en las macetas de flores que viste este verano.

- **Vuelve a leer ese libro que te fascinó** en las vacaciones. Mi madre anota dónde y cuándo estaba en la cubierta interior de cada libro memorable que lee. Los momentos reales que envuelven a los ficticios resurgen de nuevo cada vez que lo abre.

- **Compra una obra de arte** o un grabado de un lugar que signifique mucho para ti. Solo con contemplar una playa, las montañas o un bosque que te encante, la ansiedad disminuye, así que colocar un cuadro en algún lugar que veas todos los días te será de gran ayuda.

- **Haz un álbum de recortes** con todas las entradas, los pases, las notas y las instantáneas del verano y déjalo fuera como un valioso libro ilustrado en el que puedas sumergirte en los momentos de tranquilidad y reflexión.

MOMENTO MINDFULNESS

Siéntate junto al mar y cierra los ojos. Relaja cada músculo y la cara con el movimiento rítmico de las olas. Inspira. Espira. Inspira. Espira. Respira hondo el aire del mar. Balancéate en cuclillas despacio, imitando el ir y venir de la marea. Ahora abre los ojos y concéntrate en la majestuosidad del agua que tienes delante —la profundidad, el color, la fuerza, la belleza, el brillo— e imagina que dejas que todas esas virtudes te inunden.

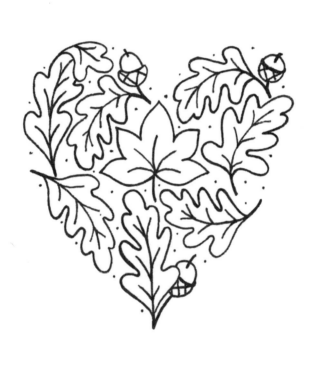

5

Enamórate del otoño

«¿No es este un verdadero día de otoño? Justo es la
melancolía que amo la que armoniza la vida y la naturaleza.
Los pájaros se preguntan cuándo migrarán, los árboles
empiezan a adquirir esos tonos pálidos y agitados propios
del otoño, y comienzan a esparcirse por el suelo, por ese por
el que muchos pasos no perturban el reposo de la tierra y del
aire, mientras nos proporcionan un aroma que es un perfecto
calmante para el espíritu inquieto. ¡Delicioso otoño! Mi alma
está muy apegada a él, si yo fuera un pájaro volaría sobre la
tierra buscando los otoños sucesivos.»

George Eliot

El otoño es la estación en la que se calma el mundo y se hace
balance sobre lo que ya se ha logrado. Hay un cambio, pero
ocurre de una forma serena y lenta en vez de precipitada. El
planeta Tierra tiene un brillo cálido conforme el sol va retro-
cediendo en la tierra. Los momentos únicos con los amigos,
con la familia y con uno mismo son los que dan forma a los
meses que conducen a la estación festiva. Las noches se alargan cada vez más, iluminadas por las hogueras y los fuegos
artificiales, las chimeneas y las bengalas. Hay hojas que su-

surran y caminos que crujen, castañas de indias y bellotas, canutillos de crema, es jugar a atrapar manzanas con la boca y también recoger calabazas. El poeta británico John Keats describió el otoño de una forma excelente como «la estación de la bruma y la dulce abundancia», y nuestras rutinas también reflejan la atmósfera relajada y satisfecha de la Madre Naturaleza.

Oda al otoño

Al otoño le debemos un gran respeto porque nos trata fenomenalmente y de muchas formas diferentes. Aquí encontrarás siete razones para sacar el máximo partido a esta estación:

1. Cuando atrasamos el reloj y las mañanas se vuelven más oscuras y fresquitas, tendemos a dormir un poco más de forma natural. El otoño nos ofrece el antídoto perfecto para la agitación del sueño de verano, ya que la falta de luz y la bajada de las temperaturas propician un sueño de mejor

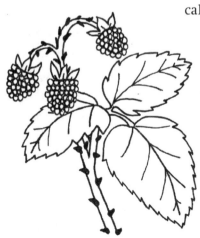

calidad (las investigaciones dicen que la temperatura ideal para dormir está entre 15 y 20 °C). Se acabó la época de enredarte entre las sábanas sudadas en la cama o del zumbido molesto del aire acondicionado. Dormir bien hace que cualquiera se sienta invencible.

2. Los «superalimentos» de temporada son abundantes, ricos en nutrientes, deliciosos y fáciles de preparar: estofados, sopas y guisos que calientan y satisfacen el día a día, llenos hasta los topes de calabacín, calabaza y batata a un precio razonable, y de todo tipo de tubérculos de la temporada. El betacaroteno, un compuesto fantástico que presentan muchos de los alimentos del otoño, ayuda a prevenir algunos tipos de cáncer, las enfermedades coronarias y la hipertensión. Una porción de calabaza de unos 225 gramos ofrece una gran cantidad de vitamina A, que corresponde al doscientos por ciento de la dosis diaria recomendada, así como una concentración abundante de vitamina E, que es muy buena para mantener la piel, la visión y los dientes sanos. Y con los nabos asados puedes darte un festín de vitamina C, que contribuye a mejorar el sistema inmunológico.

3. Celebra la vuelta al cole y ponte manos a la obra con la lectura y el estudio. Ser un bicho raro nunca había estado tan de moda. El otoño es la época perfecta para iniciarte en una afición o adquirir un hábito nuevo, como unirse a un club de lectura, aprender un idioma o ir a una clase de historia local por la noche. Además, es la temporada perfecta para hacerlo al aire libre, sin el miedo a las picaduras o las quemaduras.

4. El tiempo fresco del otoño no solo le sienta bien a la piel y a los pulmones, ya que un estudio ha revelado que este tiempo también beneficia a la mente. Los investigadores dividieron un grupo en dos y les dieron un test de memorización, a una mitad en un típico día soleado y caluroso de verano, a la otra en un típico día frío y nublado de otoño. Al final, resultó que el grupo del día más frío tuvo más suerte a la hora de recordar las cosas.

5. Esta es la estación perfecta para fijarte nuevas metas en el exterior que puedas cumplir o retomar las antiguas que habías abandonado en los meses anteriores. El hedonismo del verano y los abusos —las largas noches, remolonear en la cama y viajar, por no mencionar el beber y el comer demasiado— se han acabado; ahora abunda un nuevo aire de recuperación y de sentido común. Vuelve a echar un vistazo a los objetivos de la primavera, revísalos y comprueba tu bienestar mental y físico, e intenta retomar el ritmo. Comprométete a dar un paseo por el bosque una vez a la semana, a cuidar el pequeño huerto que tienes en la ventana o a meditar cada mañana.

6. Empezarán a apetecerte de nuevo las bebidas calientes cuando se acabe el verano. Los tés verdes y negros tienen un alto contenido en antioxidantes que ayudan a mantener la gripe a raya durante los meses más fríos, así que bébetelos a sorbos.

7. Tu melena al viento estará en su máximo esplendor. La humedad del verano ha desaparecido y las temperaturas extremadamente secas del interior, propias del invierno, son cosa del futuro. Por tanto, el pelo tiene un aspecto y un tacto fantástico, tanto en espacios exteriores como interiores.

El poder de la calabaza

El otoño es la época para recolectar esta verdura, para comerla, beberla, tallarla e iluminarla, pero esto no es lo único que hace la calabaza para darle más sabor a la vida. Según una investigación del Smell, Taste Treatment and Research Center de Chicago, una fundación para el tratamiento y la investigación de los desórdenes del olfato y del gusto, el olor de la calabaza vuelve locos de deseo a los hombres. Combinado con la lavanda, su aroma aumenta la circulación sanguínea del pene en los participantes en una media del cuarenta por ciento. Las calabazas también son ricas en zinc, que aumenta la producción de testosterona. Combina estas fragancias naturales con las noches frías y acogedoras y ya verás lo románticas que se pueden poner las cosas durante un paseo al anochecer.

Pasa una nueva hoja

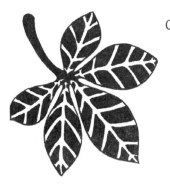

Cada otoño, el sutil manto de hojas en la tierra nos levanta el ánimo. La riqueza de color ámbar de las hojas caídas tranquiliza el mundo y ralentiza nuestro ritmo. Contemplar tal belleza no solo hace que nos sintamos bien, sino que también es bueno para el cerebro. Caminar sobre las tonalidades de color ciruela y naranja, y captar la belleza cambiante de la estación, activa la corteza orbitofrontal interna que contribuye al ingenio y a la relajación profunda. Los tonos rojos y amarillos son colores cálidos, estimulan la vista, y todo tu ser, así que prepara un almuerzo rápido por el parque para levantarte el ánimo.

Los contrastes que surgen al principio del otoño —el verde frente al rojo, el amarillo frente al marrón— llaman la atención y estimulan el cerebro, lo que supone un cambio radiante con respecto a los verdes de la primavera y del bosque veraniego. Nos ofrecen un estímulo visual único. Olvidamos las preocupaciones diarias y los miedos, y la belleza de la naturaleza nos embarga, aunque solo sea durante un paseo o una sesión de relajación al aire libre. Los árboles y su cambio diario también nos dan la oportunidad perfecta para practicar mindfulness. ¿Cuántas hojas han caído desde la última vez que estuve aquí? ¿Qué colores me llaman más la atención? Cuando hallamos la grandeza de la vida en estos pequeños gestos, podemos olvidar las propias preocupaciones y mirar más allá para apreciar el mundo.

Lista de reproducción de otoño

Baila y muévete al son de estas diez canciones reconfortantes, tranquilas y tiernas, ideales para esta estación de cambio y relajación, y para despedirnos del verano:

- *The Boys of Summer* de Don Henley
- *Endless Summer Nights* de Richard Marx
- *November Rain* de Guns N' Roses
- *When the Leaves Come Falling Down* de Van Morrison
- *Pale September* de Fiona Apple
- *Can't Help Falling in Love with You* de UB40
- *The Boys of Fall* de Kenny Chesney
- *Skyfall* de Adele
- *Wake Me Up When September Ends* de Green Day
- *Harvest Moon* de Neil Young

Ejercicios para el otoño

Esta estación no es solo la más hermosa, sino que también puede ser la mejor para hacer ejercicio al aire libre. El sol sigue brillando al principio del otoño, pero no con tanta fuerza; la frescura del aire nos revitaliza sin recalentarnos. Prueba alguna de estas actividades al aire libre para construir recuerdos felices y desarrollar músculo:

- Coger manzanas quema unas 300 calorías en tan solo unas horas.
- Ahora es cuando los senderos del bosque están más resplandecientes para poder pasear. Mientras avanzas por la frondosidad

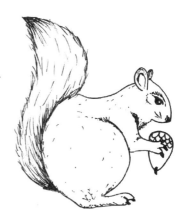

exuberante, permanece atento por si ves alguna ardilla ocupada que se prepara para el frío recogiendo bellotas y nueces.

- Elegir una calabaza y transportarla hasta casa es bueno para ejercitar los músculos de los brazos.
- Coger moras es fantástico para la flexibilidad y aumenta los niveles de flavonoides desde el final del verano hasta el principio del otoño.
- Barrer las hojas es un buen ejercicio cardiovascular y quema unas 50 calorías cada 30 minutos.
- Bailar el cancán en un bosque de hojas caídas es una buena forma de activar el metabolismo.
- Aprovecha la vuelta al cole de los niños, revive tu infancia y rememora los juegos y los retos a los que solías jugar cuando eras pequeño en el patio: la rayuela, saltar a la comba, jugar a la pelota. ¿Y qué me dices de las carreras de campo a través? Fueron mi pesadilla durante la adolescencia y las detestaba, pero a algunos amigos les encantaban. Si tú eras uno de ellos, retómalas. Otra forma de hacer ejercicio al aire libre es apuntarse para ayudar o entrenar a uno de esos nuevos equipos que empiezan ahora en el colegio de tus hijos o comprometerse a llevar andando a los niños al colegio en lugar de coger el coche o subirlos al autobús. Esos paseos por la mañana temprano —por lo general, a toda prisa— son una buena forma para ti y tus hijos de empezar el día que queda por delante y observar cómo cambia el mundo que nos rodea. Ninguna estación supera al otoño en cuanto a los cambios diarios de la naturaleza.

La fuerza oscura

Anochece antes, pero eso no es excusa para realizar tu rutina de ejercicios en el interior o para desvincularte de la naturaleza, solo ten cuidado. Si vas a dar un paseo, ponte un chaleco reflectante y lleva una linterna. Si sales a pedalear, instala una luz en la bici y en el casco.

Sigue una rutina regular de familia y amigos

Hay una fuerza natural en esta época del año que hace que empecemos a quedarnos en casa encerrados entre esas cuatro paredes frente a la televisión. Sin embargo, hay algunos eventos divertidos de la estación que no solo nos obligan a sociabilizar sino también a salir al exterior. Aprovecha al máximo estas reuniones, porque se ha demostrado que el tiempo que se pasa en familia y con los amigos beneficia a nuestra salud mental y física.

Tiempo en familia

La mayor ventaja de las experiencias familiares al aire libre del otoño es que nos obligan a desconectar, a alejarnos de este camino de aburrimiento, ansiedad y obsesión con la tecnología y a reconectar con gente real en persona. Estrechar lazos con una copa de vino en una mano, mientras creas recuerdos con las personas a las que quieres, te pondrá de buen humor y reducirá el estrés.

Algunos estudios han demostrado que las familias que disfrutan unidas de las actividades del día a día no solo de unas vacaciones de lujo o de un gran fiestón, establecen fuertes nexos emocionales que les permiten adaptarse mejor a una situación nueva o difícil. Y esto se contagia. Es más probable que los niños que tienen recuerdos familiares felices de su juventud recreen estas situaciones cuando sean padres. Un paseo otoñal por el bosque una vez a la semana, mientras compartes las últimas novedades, puede forjar vínculos muy fuertes a lo largo del año e incluso pasar a otras generaciones. Los científicos medioambientales creen que los buenos momentos que se pasan fuera, lejos del bombardeo de las distracciones prefabricadas a las que nos enfrentamos en el interior, aumentan la capacidad de atención y disminuyen el TDAH (trastorno por déficit de atención e hiperactividad) en los niños. No hay una forma mejor de empezar el año escolar para los niños. El tiempo en familia desarrolla la autoestima de los hijos. Cuando se sienten valorados por sus padres y por su círculo familiar están más seguros de sí mismos y, por tanto, les resulta más fácil establecer relaciones dentro de sus círculos de amistad.

Tiempo con los amigos

Los amigos son la familia que elegimos y los de verdad lo son todo para nosotros, a las duras y a las maduras. Sin embargo, varios estudios recientes demuestran que el número de amigos que tenemos se ha reducido, así como el tiempo que pasamos fuera. Existe una relación proporcional en este sentido. Estamos encerrados en las redes sociales llevando unas vidas expuestas al escrutinio público, pero a la vez tan cerradas que olvidamos lo que hace que las endorfinas fluyan de verdad: una vida social activa y al aire libre con las personas que amamos. Amigos, tenemos que salir y escapar de la rutina, porque algunos estudios demuestran que el compañerismo tiene muchos beneficios.

Los amigos alargan la vida. De hecho, una investigación reveló que el impacto de unos vínculos sociales fuertes influye el doble en la longevidad que el ejercicio, y que equivale a dejar de fumar. Los amigos son un remedio gratuito contra el estrés y lo hacen mediante «la curación por el habla»: desahogarse y contarse las cosas con las personas en las que confiamos. Los amigos nos ayudan a conservar la lucidez mental a medida que envejecemos: las investigaciones han establecido una relación entre la falta de relaciones sociales y el deterioro cognitivo. Los amigos nos ayudan a superar los momentos más complicados de rechazo y tristeza. Los niveles de cortisol, la hormona del estrés, se reducen en las personas que sienten el apoyo de su círculo de amigos en los momentos más traumáticos. Después de las distracciones y los viajes del verano, el otoño es el tiempo ideal para volver a reunirte con tus allegados.

Lecturas de otoño

Aquí encontrarás cinco libros para emocionarte —y asustarte— durante un día de otoño en el bosque:

- *Lo que queda del día* de Kazuo Ishiguro
- *La abadía de Northanger* de Jane Austen
- *Otra vuelta de tuerca* de Henry James
- *Harry Potter y la piedra filosofal* de J. K. Rowling
- *El secreto* de Donna Tartt

Una estación escalofriante

Halloween se asocia con fantasmas, demonios y una cantidad monstruosa de golosinas, pero no todo es tan escalofriante. Halloween nos da una excusa para salir, reunirnos con los vecinos, relajarnos en una tarde fresca de otoño y ser creativos. Tienes que recurrir a tu imaginación, te disfrazas, vuelves a la emoción despreocupada de tu juventud y decoras la fachada de tu casa con telarañas, guirnaldas de luces naranjas y gatos negros petrificados. Si tienes hijos, tienes que participar en la fiesta familiar más

fantástica del mundo: el truco o trato. Seguramente sea la época del año en la que resulta más fácil sacar a los niños, alejarlos de la pantalla y hacerlos caminar por el barrio contigo. ¡Con chocolate de por medio todo es posible, claro!

Por supuesto, hay lámparas de calabaza, que no solo estimulan tu creatividad al tallarlas, sino que, además, la pulpa del interior es muy nutritiva, así que no tires lo bueno. Ya conoces los magníficos niveles de betacaroteno, así como las vitaminas A y C de la pulpa; no obstante, las semillas también son fabulosas porque son ricas en proteínas, magnesio, potasio y zinc. Algunos estudios demuestran que estas sabrosas semillas ayudan a prevenir la depresión. Aquí no hay truco. No olvides otro alimento propio de Halloween: el ajo, que no solo mantendrá a los vampiros a raya, sino que también contiene muchas vitaminas y ayudará a espantar los resfriados otoñales.

Finalmente, Halloween va sobre todo de encontrar la diversión en el miedo, lo cual es bueno para nosotros, según declaran algunos investigadores. Que te asusten de una forma emocionante, pero sin amenazas, como se suele hacer en Halloween (con una ruta fantasmagórica o al pasear por una casa encantada en un parque de atracciones) aumenta los niveles de adrenalina y dopamina, lo que aumenta la concentración de oxígeno en los músculos mientras nos preparamos para luchar o salir corriendo, ¡aunque sea de mentira! Porque esto es Halloween, y lo que te da miedo al final de la calle es tu vecino con una sábana encima, con lo que disfrutas del sobresalto y del vértigo, y no es malo para ti. Después de la descarga de sustancias químicas, el cuerpo se siente mucho más relajado.

Claire, 42 años

«A los niños y a mí nos encanta pasear por el bosque que hay cerca de casa, sobre todo en otoño, cuando el suelo se convierte en un bonito manto de colores. Las niñas y yo hacemos casitas y parques infantiles para las hadas con la corteza de los árboles, las hojas doradas y cualquier otra cosa que encontramos. Una pluma siempre es un hallazgo. El paseo por el bosque se vuelve algo más mágico y emocionante para ellos, y en él pueden dejar volar su imaginación. Le compramos a Freddie, mi hijo de diez años, una navaja suiza y desde entonces le encanta buscar palos para tallar en ellos distintas figuras: una flecha, un gnomo, un poste de tótem...»

Encender la chispa

La Noche de Guy Fawkes (o la Noche de las Hogueras) nos ofrece otra oportunidad para reunirnos con los vecinos y quedar con los amigos y la familia. Además, tiene que celebrarse en el exterior... por los fuegos artificiales. Puede que pierdas la dignidad mientras pescas manzanas con la boca, pero ganarás muchas risas. ¡Y hay bengalas! Las bengalas nos vuelven a todos locos, como niños de cinco años. Nos sale la vena artística y, usando el cielo nocturno como lienzo, escribimos nuestros nombres y dibujamos corazones. Después de los «oh» y los «ah» de la multitud reunida a pesar del frío, se instala una paz tranquila. No hay nada más divertido que socializar alrededor de una hoguera, con las mejillas sonrojadas y las manoplas puestas, escuchando el chisporroteo de los troncos que arden mientras las chispas rojas vuelan por el cielo negro iluminado por las estrellas. Desde luego, las ganas de estar al aire libre en una noche relajante de noviembre con amigos, mientras disfrutas de las vistas y los sonidos de la noche, hacen de esta fiesta británica un éxito rotundo.

Actitud de gratitud

Como sabrás, Acción de Gracias es una celebración norteamericana, una bendición laica para la cosecha y el año que acaba, un momento para hartarse de comer y sentarse a ver mucho deporte. Después de vivir en Estados Unidos durante doce años, he empezado a cogerle el gustillo. Es verdad que es la versión americana de la Navidad (¡Pavo! ¡Relleno! ¡Tíos raros!) en torno a una bonita pregunta: ¿a qué le das las gracias?

La primera cena de Acción de Gracias a la que asistí fue en Nueva York con un batiburrillo de estadounidenses e inmigrantes, y con un puñado de expatriados británicos. Cuando nos sentamos a la mesa frente a semejante festín, los norteamericanos nos hicieron compartir distintas experiencias. Cada uno habló de un momento o una persona que había significado mucho para nosotros ese año y luego retomamos el presente y dimos gracias por los anfitriones, los amigos y el día en general. Se me llenaron los ojos de lágrimas… bastante, además, al escuchar a los nuevos y viejos amigos hablar con humor y valentía de aquellos aspectos que creían más memorables o liberadores. Desde entonces, cada Acción de Gracias, en grupo o por mi cuenta, dedico un rato a reflexionar sobre aquello que tengo que agradecer.

Estar agradecido es una actitud importante desde la que mirar el mundo. Estamos convencidos de que lo tenemos complicado, incluso más complicado que nuestros hermanos o aquellos amigos afortunados a quienes vemos diariamente. El hecho de examinar y reconocer la propia fortuna, ya sea en una conversación, en un diario o en nuestras afirmaciones diarias, tiene muchos beneficios sociales, mentales y físicos.

A nivel social, ser educado y mostrar lo agradecido que estás por tener a alguien en tu vida es beneficioso. Un estudio publicado en la revista *Emotion* demostró que reconocer lo que te aportan los demás, ya sea agradeciéndoselo en persona o por carta, o solo por cómo te comportas con ellos, te hace más simpático y popular. Esto se traduce en tener más amigos con los que pasear por el bosque.

A nivel mental, una actitud de gratitud reduce el tiempo que pasamos agobiados y preocupados por emociones tóxicas como los celos, la frustración o el arrepentimiento. Cuando te sientes agradecido, te sientes mejor y tu autoestima sufre menos por lo que otras personas consigan o reciban en tu entorno, y así te centras en ti mismo. Sentirse agradecido con uno mismo contribuye a ser más empático con aquellos que no tienen la misma suerte.

Algunos estudios han demostrado que las personas que están agradecidas con la vida cuidan mejor de su salud física. Se sienten afortunados y, como no quieren dejar de sentirse así, hacen ejercicio y van al médico de forma regular.

Un estudio de la revista *Applied Psychology: Health and Wellbeing* reveló que apuntar algunos sentimientos positivos antes de irse a la cama contribuye a dormir más y mejor, otro gran éxito para la salud.

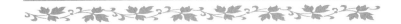

Flores de otoño

Muchas de estas flores abundan en algunas zonas en esta época del año y son representativas de la estación, así que date a ti, y a tu casa, un capricho con un ramillete este otoño:

- Áster
- Clemátide
- Crisantemo
- Hortensia

Kate, 30 años

«Cuando era más joven, vivía cerca de un lago y me iba allí la mayoría de los días, ya fuera a nadar, a pescar o a coger la barca de remos. El lago era divertido y emocionante en verano, pero cuando más me gustaba era en otoño. Recuerdo los largos paseos alrededor del lago, con las hojas que cambiaban de color, del verde al amarillo y del rojo al marrón, y que, finalmente, caían. Recuerdo el silencio de la noche cuando no había nadie: una experiencia tranquila y pacífica que siempre me hacía sentir completa. Echando la vista atrás, el lago era la forma que tenía de escapar y disfrutar de la belleza cambiante de la naturaleza en otoño. El aire fresco me revitalizaba y todo lo que me rodeaba me levantaba el ánimo; y aún lo sigue haciendo cada vez que vuelvo a casa.»

MOMENTO MINDFULNESS

Acomódate en algún sitio al aire libre, en una cama mullidita de hojas si es posible, cierra los ojos y hunde el cuerpo en la tierra. Imagina, o quizá puedas sentirlo en la vida real, las hojas cayendo de los árboles y cubriéndote con suaves caricias. Imagina el dulce balanceo de un lado a otro, el vaivén de los diferentes colores cálidos: naranja, dorado, marrón, rojo. Conforme caen las hojas al suelo, siente cómo entras en un estado de relajación absoluta.

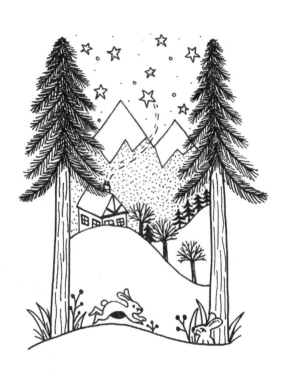

6

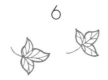

Fantasía invernal

«Me pregunto si será por amor por lo que la nieve besa
tan delicadamente a los árboles y a los campos, cubriéndolos
luego, por así decirlo, con su manto blanco; y quizá les diga
también: "Dormid ahora, queridos, hasta que vuelva
de nuevo el verano".»

Lewis Carroll

Ráfagas y cristalitos de nieve, fiestas y representaciones teatrales, películas clásicas y música cursi, juegos tontos y serpentinas, envolver regalos y abrigarse bien. El invierno es la época de los cuentos de hadas. La Madre Naturaleza se viste con sus mejores galas y le da la bienvenida a las criaturas míticas de la estación, mientras los animales que hibernan se resguardan bajo la tierra caliente y en los troncos de los acogedores árboles.

Cuando era pequeña, recuerdo quedarme mirando el humo que salía de mi aliento en el aire frío de la mañana de camino al colegio, fingiendo que patinaba sobre hielo por la acera reluciente, mientras las ramas desnudas de los árboles centelleaban cargaditas de carámbanos. La belleza festiva de todo esto me deslumbraba; el brillo de las perlas congeladas que convertían mi mundo en una bola de nieve a escala real.

El invierno es la estación en la que la Madre Naturaleza se convierte de verdad en una estrella de Hollywood y el mundo, en su escenario. Encantada de ser el centro de atención, el mundo exterior se convierte en un lugar deslumbrante para todo lo que reluce y brilla. Quedarse encerrado implicaría perderse el espectáculo.

El invierno no es una excusa para quedarte encerrado

Quizá quieras activar el modo danés *hygge* por el... brrr... frío, pero te perderás la magia y el brillo, así como los grandes beneficios de sentirte bien, de prepararte para el frío y de salir al aire fresco de esta estación. Cosas como:

- Exponerte al frío aumentará tu energía para las horas posteriores. Un paseo corto a la hora del almuerzo mantendrá vivo tu fuego interior para una tarde de trabajo o con tus hijos. No hablo solo de energía física: las temperaturas frías también estimulan la capacidad de decisión.
- Respiras mejor cuando hace fresco. El aire limpio y frío de la Navidad tiene una menor concentración de ozono y una mejor calidad.
- El invierno permite que los niños estiren los diferentes músculos y el cerebro. Pueden jugar y utilizar su creatividad de distintas formas: iglús, peleas de bolas de nieve, ángeles y muñecos de nieve; y mover sus cuerpos en distintas direcciones al empujar a los amigos en el trineo o al andar por la nieve o el hielo. Los problemas que surgen con este tiempo hacen que usen sus músculos para resolverlos: ¿cómo hago para no resbalarme en el hielo? ¿cómo

descongela mamá el parabrisas?, ¿cómo escalo una colina nevada? El cambio constante del invierno nos ofrece retos y estímulos creativos en todo momento.

- Salir con los niños, sí, tú también, cada día ayudará a evitar algunas de las bacterias y los virus que aparecen en casa cuando enciendes la calefacción. Es más difícil trasmitir los gérmenes de unos a otros en el aire frío.

- Las criaturas molestas aparecen en los climas cálidos; por tanto, no verás mosquitos, garrapatas ni demás bichos cuando bajen las temperaturas.

- Si alguna vez te has puesto hielo en una herida, sabrás que las temperaturas frías reducen la inflamación y la hinchazón. Por tanto, piensa en el invierno como una gran compresa fría, que reduce el dolor y la hinchazón de todo el cuerpo. Se ha demostrado que la crioterapia, tratamiento en el que el proceso de curación se realiza al exponer el cuerpo a temperaturas muy frías, sirve para reparar los músculos y disminuir el dolor en corredores y atletas.

- En cuanto a la autoestima, el invierno puede darnos un subidón respecto a la imagen corporal. Desaparecen las presiones que hayas tenido para la operación bikini y podrás centrarte en lo que tu cuerpo necesita de verdad: la calidez y la comodidad. Esta pausa con respecto a las inseguridades mejora tu estado de ánimo y tu confianza en ti mismo, y te permite seguir un régimen de salud más optimista orientado al bienestar general y no solo a la apariencia.

- Tienes la oportunidad de plantearle retos mentales y físicos con pasatiempos que solo son posibles en esta época del año: montar en trineo, esquiar, practicar el *curlin*, el *snowboard*, el esquí de fondo, utilizar las raquetas de nieve y pescar en el hielo; un sinfín de actividades de aventura que harán que participes en el exterior de una forma totalmente nueva. Hacer ejercicio es menos agotador para el cuerpo cuando las temperaturas son bajas que cuando hace calor y, según *Medicine & Science in Sports and Exercise*, somos mejores atletas y más rápidos cuando el clima es frío.

- Quizá parezca un poco confuso, pero es menos probable que enfermes si te animas a salir al frescor. Tu cuerpo se vuelve más resistente, ya que, al exponerte al frío, se registra un aumento de las células que combaten las infecciones del cuerpo.

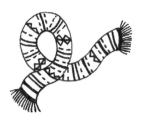

- Adquieres un brillo juvenil con solo salir a la calle. No necesitarás el colorete durante esta estación, pues el frío hace que los vasos sanguíneos funcionen más y que tengas ese aspecto fresco de mejillas sonrojadas.
- Los huertos y las granjas están llenos de coles de Bruselas en esta época del año. No están tan malas como recuerdas, así que aliméntate con los superpoderes de estas verduras crucíferas (otras maravillas del invierno como la col, el repollo y el brócoli también pertenecen a la misma familia), que disminuyen el riesgo de cáncer. Una porción de 225 gramos de coles de Bruselas contiene el 125 por

ciento de la dosis diaria recomendada de vitamina C y un 243 por ciento de la dosis de vitamina K.

- El frío quema la grasa parda más rápido que el calor, así que hay una razón que explica por qué te congelas de frío: los huesos estarían más superficiales tras el frío del invierno. El frío también quema calorías más rápido que el calor; es bueno saberlo, sobre todo al inicio de la estación de los Baileys con hielo y las pirámides de Ferrero Rocher.

- El sol difuminado y ardiente del invierno no brilla ni calienta tanto como el de las otras tres estaciones del año, pero los rayos nos siguen aportando la dosis de vitamina D que necesitamos, lo que nos ayuda a combatir el trastorno afectivo estacional, la depresión y el insomnio.

- Para terminar, si no acabas de convencerte, ir de un lado para otro durante los meses fríos del invierno hará que aprecies la primavera todavía más, ¡y ya sabes lo bien que sienta estar agradecido!

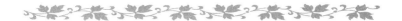

El hielo es bueno

Es el momento perfecto para lanzarte, de forma literal, desde el borde de una pista de hielo. ¿Es un deporte? Sí, pero, más que eso, es una oportunidad para ser valientes, liberar miedos y vergüenzas y dejar de ser inseguros. Conforme crecemos y comienza la vida de adulto las cosas nos dan cada vez más miedo, pero el miedo es una traba a la hora de divertirnos. Patinar sobre hielo es una manera simbólica de ponernos a prueba. La primera vez que lo intenté, después de más de veinte años sin subirme a unos patines, parecía Bambi en el hielo. Di varias vueltas con las piernas arqueadas y pegada a un lado todo el rato. Todo fue un caos de torpezas lleno de «Perdone» y «Lo siento», mientras algunos niños precoces de tres años daban vueltas a mi alrededor. Con el tiempo, acabé aburriéndome sobremanera y pensé: «¿Qué es lo peor que puede pasar? Que me caiga de culo y me duela el ego». Y me lancé. La carrera fue emocionante. Les di las manos a dos amigas y gritamos con alegría. Lo conseguí.

Operación Reno

La nieve y el hielo ofrecen un millón de posibilidades para divertirse al aire libre, tanto a los grandes como a los más pequeños. Haz una carrera para ver quién construye más rápido un muñeco de nieve: el primero en colocarle el sombrero una vez terminado gana. Haz pompas en un día frío: no explotarán tan fácilmente y, además, adquieren un reflejo fascinante. Si nieva, sal fuera con un papel negro y una lupa y observa los copos y sus formas únicas mientras caen. Con piñas y ramitas, juega al tres en raya sobre un lecho de nieve. Llena pulverizadores con una mezcla de colorantes culinarios ecológicos y agua y crea tu propio grafiti después de una nevada. Experimenta con el hielo, coge agujas de pino congeladas, bayas de esta temporada o algún juguetito y mételos en bolas de hielo; cuélgalas fuera y observa cuánto tardan en derretirse.

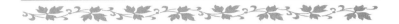

Lista de reproducción de invierno

Baila y dalo todo con estas diez canciones que llegan al corazón y que animan cualquier fiesta, perfectas para esta estación de estar en casa calentito:

- *A Hazy Shade of Winter* de The Bangles
- *Urge for Going* de Joni Mitchell
- *I Felt the Chill Before the Winter Came* de Elvis Costello
- *Winter* de The Rolling Stones
- *A Long December* de Counting Crows
- *Tenth Avenue Freeze-Out* de Bruce Springsteen
- *California Dreaming* de The Mamas and the Papas
- *It May Be Winter Outside (But in My Heart it's Spring)* de Love Unlimited
- *Merry Christmas Everyone* de Shakin' Stevens
- *New Year* de Sugababes

Moda para el frío

Un consejo para pasarlo bien al aire libre durante el invierno es llevar la ropa adecuada. Esto puede ser de sentido común, pero, por desgracia, sé a ciencia cierta que un cielo azul nos puede engañar y que el frío puede acabar mordiéndonos los dedos de los pies. La clave para tener salud y estar calentitos mientras nos desafían los elementos característicos de estos meses fríos es llevar capas de ropa de abrigo bien bonita. Utiliza varias capas finas en lugar de una o dos gruesas, de esta forma puedes quitarte prendas según las diferentes temperaturas.

Esa bola sudorosa de vapor en la que te conviertes al entrar a un edificio en invierno será menos agobiante si puedes quitarte capas de una forma más eficiente. Por lo menos, invierte en unas buenas botas y póntelas con unos calcetines polares o de lana que no sean tan ajustados como para cortarte la circulación. Si puedes, cómprate un buen abrigo. No te dejes llevar por la moda: ve a lo que te funciona y así no tendrás que gastar más dinero hasta dentro de unos años.

Lo de que la mayoría del calor corporal sale por la cabeza es un mito, pero es buena idea llevar un gorro para que no se te congelen las orejas. No pueden faltar los guantes; ten un par en todos los sitios (en el coche, en la mochila, en el escritorio del trabajo, etc.) y así nunca te los olvidarás. Por otro lado, si vas a embarcarte en una aventura al aire libre, piensa en llevar calentadores para las manos.

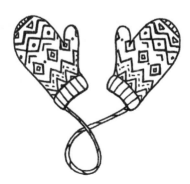

Como hace frío fuera, ¿cómo entramos la naturaleza a casa?

No cortes la conexión natural ni olvides tu amor por la naturaleza aunque estés en casa este invierno con estos sencillos trucos:

- **Los libros con motivos naturales para colorear** son una forma relajante de estar conectado con la flora y la fauna mientras estas calentito y relajado en casa. Por otro lado, si te sale la vena creativa y quieres improvisar, échale un vistazo a tus fotos favoritas de espacios naturales y píntalas o haz un dibujo. Cualquier expresión artística de este estilo relajará la mente.
- **Las ventanas pueden ser tu lienzo.** Cuando hace demasiado frío para salir o la nieve te lo impide, acércate a la ventana y busca algo que te llame la atención. Contemplar las nubes te permitirá soñar, y ver una nevada cubrir de nieve tu calle es algo mágico.
- **Trae el exterior** gracias al cartero. No, no pienses mal. A lo que me refiero es que esta estación festiva es un momento genial para el correo: menos facturas y más cartas de nuestros seres queridos y de los amigos que no vemos a menudo. Por tanto, dedica algo de tiempo a apreciar de verdad esta comunicación tan entrañable con el mundo exterior y contesta. Olvídate de los correos o las tarjetas electrónicas y opta por postales que reaviven este espíritu, con renos, chimeneas y copos de nieve. La Madre Naturaleza es la musa perfecta. Puedes mandarlas selladas con un beso cariñoso y un mensaje cordial.

- **Ve a una granja de árboles** y encarga un abeto para tu casa; el de plástico no es lo mismo. Luego, decóralo con adornos y baratijas que tengas guardados de años anteriores. También puedes usar elementos de la naturaleza, como piñas y bellotas pintadas y con purpurina. Utiliza muérdago y hiedra para hacer coronas y adornos para la repisa de la chimenea. La fruta también sirve para decorar, ¿qué te parece una corona de cítricos con un lazo rojo? Una ramita de acebo en un florero de cristal queda espectacular en la mesita del salón.
- **Haz el fuego perfecto.** Adéntrate en el bosque para buscar palos y ramitas buenas.
- **Recrea una escena natural** en miniatura dentro de un recipiente de cristal, con nieve artificial, pájaros decorativos, piñas y hojas de verdad. Para darle un toque de color, añade el rojo intenso de las granadas o esa mandarina típica del calcetín navideño. También puedes llenar los recipientes de cristal con arándanos e iluminarlos con velitas para que adquieran un resplandor rubí.
- **Una colección de pinos pequeños** le da un buen toque forestal a la mesa del comedor. Rocíalos con purpurina roja y dorada o con nieve artificial para darles un aspecto fantasioso, o déjalos tal cual en su estado natural. El aroma es maravilloso y su aspecto liliputiense te fascinará.

Arbolito, arbolito, campanitas te pondré

Esta estación festiva es emocionante para los amantes de la terapia del bosque, ¿verdad? Porque podemos meter en casa un árbol bonito, aromático y vivo. Si queremos, podemos pasarnos todo el día mirándolo. Podemos sacar fotos de él, del gato que está al lado y de los niños mientras lo decoran. Hasta lo podemos oler. Sí, uno artificial es simétrico, reutilizable y no tan engorroso, pero, ¡oye!, Feliz Navidad. ¡Un ÁRBOL! ¡Un árbol de verdad dentro de casa! Además, los árboles de verdad son la mejor opción para la Madre Tierra, ya que los artificiales están hechos de materiales como el cloruro de polivinilo (PVC) y el metal y no se pueden reciclar, así que acaban en el vertedero cuando ya no nos sirven. Los de verdad se cultivan durante años, liberan oxígeno y proporcionan un hábitat para la fauna; a menudo, en lugares bajo el cableado eléctrico o en pendientes muy pronunciadas en las que otros cultivos no crecerían bien. Al llegar el triste día en el que quitamos el árbol, el árbol puede adoptar otra forma de vida natural, como abono reciclado o ponerlo en el jardín y que sirva de refugio para pájaros. Conserva el espíritu de esta estación colgándole comederos si las ramas destartaladas los aguantan.

¿La hibernación tiene propiedades curativas?

En esta estación de ajetreo social y de fiestas sin parar, quizá quieras pasar un rato a solas y hacer como una criatura del bosque e hibernar durante un tiempo. Si vas a esconderte, hazlo bien: ponte un pijama térmico y calcetines calentitos, pide libros como regalo de Navidad, dale un descanso a la depilación de las piernas, hornea galletas de mantequilla, bébete un chocolate caliente y recupera el sueño perdido. Convierte un rincón de tu casa en un refugio, en una guarida, en un escondite perfecto para hibernar con mantas y velas con olor a canela. Hay momentos en los que necesitamos escondernos de la sociedad y hacer como un lirón.

Cuando te encierras en casa, tienes más tiempo para crear lazos profundos y significativos con los tuyos. Por tanto, no pasa nada si sales un poquito al exterior y vas a casa de un amigo a charlar o a embarcarte en una maratón de juegos de mesa, o si dedicas las tardes oscuras a hacer largas llamadas telefónicas o sesiones de Skype o de FaceTime, porque también es beneficioso estar en contacto de esta forma. Mientras el mundo cae en un estado de somnolencia, también puedes desconectar, lo que te ayudará a recargar las pilas para el año que comienza. Relájate, desconecta y deja de preocuparte por los correos del trabajo. Vuelve a conectar contigo mismo y con las personas a las que quieres en lugar de preocuparte por estar conectado al ciberespacio.

Hibernar durante los días especialmente fríos también te da la oportunidad de completar esos proyectos exasperantes del año, las cosas que querrías haber acabado hace meses pero que has dejado en un segundo plano. Terminarlas antes de que comience el año nuevo hará que te sientas profundamente satisfecho con lo que has conseguido. Léete los libros que se te han acumulado en la mesita de noche, guarda bien todas las fotos o actualiza la agenda, lo cual te será útil para mandar tarjetas de Navidad.

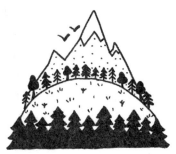

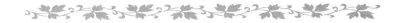

Lecturas de invierno

Aquí tienes cinco libros que te hipnotizarán durante un día de invierno acurrucado junto al fuego:

- *Desayuno con diamantes* de Truman Capote
- *Mujercitas* de Louisa May Alcott
- *El pájaro espino* de Colleen McCullough
- *Cuento de Navidad* de Charles Dickens
- *El diario de Bridget Jones* de Helen Fielding

Eso sí, no te escondas mucho tiempo, pues la falta de luz natural y la presencia constante de luz eléctrica alterarán tus ritmos internos. Además, como ya sabes, estar en un espacio natural es como tener un terapeuta que mejora todos los aspectos de tu vida y que te aporta una gran cantidad de vitamina D y aire fresco. Y no pierdas de vista el impacto social: esconderse puede convertirse en una adicción. Decir no a los amigos, a la familia y a la diversión se hace cada vez más fácil después de un tiempo, pero no eres un animalillo peludo del bosque, tienes comida suficiente para sobrevivir todo el invierno. Así que sé bueno contigo, tómate el tiempo necesario para recuperarte de todo el año y, después, responde al teléfono, acepta las invitaciones, ponte las botas de agua y sal al maravilloso mundo resplandeciente y gélido con los tuyos y, por supuesto, brinda por eso y celébralo. Es el mejor regalo que puedes hacerte.

Excella, 41 años

«Por mucho que me encante tumbarme en la playa para broncearme, y aunque lo hiciera más a menudo antes de tener hijos, la costa británica tiene un algo en invierno. La ciudad quizás esté apagada, gris y un poco triste, pero tan solo con sentarte en la orilla, abrigada contra el frío glacial, mirando la majestuosidad pura y feroz del mar, sentirás una curiosa sensación reconfortante. Me paso horas sentada (eso sí, con un chocolate calentito que me caliente las manos) solo mirando las olas y el horizonte.»

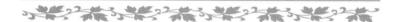

Flores, vegetación y frutas del bosque de invierno

Muchas de estas flores, hojas y frutas del bosque abundan en ciertas zonas en esta época del año y son representativas de la estación, así que date a ti, y a tu casa, un capricho con un ramillete este invierno:

- Acebo
- Amarilis
- Bayas de nieve
- Camelia
- Campanillas de invierno
- Hiedra
- Jacinto
- Lirio
- Muérdago
- Pinos y piñas

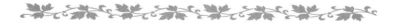

Propósitos de Año Nuevo

Prefiero fijarme los objetivos en primavera, cuando me deshago del frío y empiezo una vida nueva, o en otoño, cuando la vuelta al cole me ayuda a sentarme y pensar en lo que estoy haciendo con mi vida y en cómo puedo mejorarla. Sin embargo, si te gustan las tradiciones, hay un momento ideal para echar la vista atrás tomando consciencia y preparar una versión mejor de ti mismo: el 1 de enero. Para muchas personas, los propósitos de Año Nuevo son esenciales para establecer una agenda que guíe nuestra salud y nuestro bienestar mental durante los próximos doce meses.

¿Por qué? Porque no hay una fecha más divisoria y clara para empezar otra vez que el primer día del nuevo calendario, cuando nos hemos pasado tanto con los caprichos navideños que nos apetece la comida ligera, dejar el alcohol y hacer algo de ejercicio. Se nos antoja reducir las juergas y encontrar la paz en la naturaleza.

Año Nuevo es el momento perfecto para recordar lo que no te gustó del año pasado, para pensar en lo malo y en lo bueno, y luego lanzarte hacia ideas nuevas. Es como si el mundo mismo te animara a hacerlo. Parece que este día nos empuja a tomar las riendas y a mejorar la salud y el bienestar, y esta motivación es de un valor incalculable. Todos estamos juntos en esto, el mundo nos llama.

Un nuevo año, un nuevo tú; parece fácil, ¿verdad? Sin embargo, no seas tan duro contigo mismo si los ecos del tiempo pasado siguen resonando en tus oídos cuando no cumplas uno de tus propósitos. No pasa nada, son una especie de acuerdo contigo mismo. Piensa en una fecha para volver a empezar. Para mí, el 1 de febrero es tan bueno como el 1 de enero. Lo peor que puedes hacer es desanimarte y abandonar todos los sueños y planes que tenías para mejorar tu vida porque te sientes abatido. No seas tan autocrítico si no notas los cambios rápidamente; merece la pena hacer cualquier cambio que sea bueno para ti, por muy insignificante que parezca al principio. ¡Buena suerte!

Catherine, 34 años

«Un día frío de invierno, cuando mis hijas eran pequeñas, necesitábamos salir de casa. Nos enfrentamos a un parque donde no había nadie más, abrigadas con ropa resistente al frío apropiada para las bajas temperaturas, y el estado de ánimo de las chicas mejoraba con cada bocanada de aire fresco. Todo iba bien hasta que se quedaron atascadas en una zona de fango pastoso, cayeron de bruces y se llenaron de barro desde la cabeza hasta los pies. Tuve que desnudar a mis dos pequeñas hasta dejarlas en pañales, luego le puse mi jersey a una y mi abrigo a la otra, antes de regresar de prisa a casa. Lo que se podría considerar una pesadilla, es ahora uno de mis recuerdos favoritos.»

MOMENTO MINDFULNESS

Si puedes, siéntate en la naturaleza o encuentra un lugar tranquilo en casa. Cierra los ojos y concéntrate en tu respiración. Después de respirar hondo varias veces, piensa en el árbol de Navidad, el que tienes puesto ahora, ese tan bonito que viste a través de la ventana del bar de tu ciudad o el que tus padres solían poner en tu infancia. Déjate deslumbrar por el espumillón y las guirnaldas luminosas. Imagina que examinas el árbol de cerca: las agujas de pino, tu reflejo en las bolas, los adornos que te reconfortan, etc. Deja que la emoción y el resplandor de la estación te inunden y burbujeen en tu cerebro. Empiezas a brillar de pura vida y alegría, y así es cómo te ven los tuyos. Tienes esa belleza. Por eso, los que te quieren sonríen cuando te ven o saben de ti. Recuérdalo.

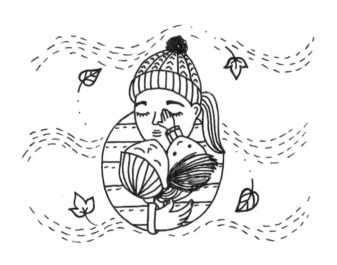

7

Paternidad al aire libre

«Que la Naturaleza sea la que te enseñe.
Ella alberga un tesoro de riquezas dispuestas
para bendecir nuestros corazones y
mentes, un saber espontáneo que respira salud,
una verdad inspirada que respira alegría.»

William Wordsworth

Hace seis años, antes de ser madre, nunca me hubiera imaginado lo crucial que iba a ser para mí la filosofía de criar a los hijos al aire libre. Sin embargo, rápidamente, en cuanto mi bebé creció un poco, me di cuenta de que el modo actual de hacer las cosas, el de una «infancia de interior», sería perjudicial tanto para mí como para mi hijo William. Dos años después del nacimiento de mi hijo se sumó a la ecuación mi hija Matilda, lo que fomentó aún más esa creencia. En casa, cada berrinche se hacía más grande, cada cambio de humor se intensificaba, cada palabra severa se endurecía..., y el sentimiento de angustia que muchas madres (y padres) tienen cuando se ven de repente obligadas a dedicar su vida entera a cuidar de estas personitas era asfixiante. La vida familiar entre cuatro paredes puede ser claustrofóbica.

Así que, si te ocurre lo mismo, ya sabes lo que te voy a decir, ¿no? Sí. Necesitas salir con tu familia al aire libre cuanto antes.

La Madre Naturaleza como nodriza

Tras dos años de desesperación intentando ser madre y dos abortos antes de que llegara William, me sorprendió comprobar el efecto mental tan negativo que la maternidad tenía en mí. Ya me había hecho una idea del cansancio, pero el sentimiento de agobio y la sensación apabullante de que, de alguna manera, había perdido mi identidad me cogieron totalmente por sorpresa. No padecía una depresión posparto, fui una de las afortunadas, pero estaba agotada, dolorida e irritable.

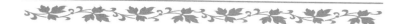

Buenas noticias: la naturaleza puede paliar la depresión posparto

Cuida tu cuerpo y tu mente: da un paseo largo con el bebé en el cochecito; evita el alcohol y toma tés refrescantes; duerme cuando el bebé duerma; compra comida saludable en el supermercado; vístete y dúchate todos los días (no vivas en pijama), y sé buena contigo misma. Sal a comprar el periódico todas las mañanas, queda con los amigos para dar un paseo por el parque en lugar de para tomar un café o, incluso, llévate al bebé a dar una vuelta por el jardín mientras le vas diciendo el nombre de las flores y los insectos. Maravíllate con lo que tu cuerpo acaba de hacer y no te obceques con lavar los platos, hacer las tareas de la casa o perder peso. ¡Disfruta del momento, mamá!

Consejos de mamá oso…

… y de una *kvinne* (mujer) de Noruega amante del aire libre:

«Si no haces nada más, al menos haz esto por mí, por favor», me dijo mi prudente y bondadosa madre poco después del nacimiento de William. «Disfruta de la ducha o el baño diario y sal a que te dé el aire. ¡Camina! Disfruta del paisaje, del olor y del aire fresco. ¡Sal de casa!»

Por aquel entonces vivíamos en Louisville, en Kentucky, un Estado conocido por la crianza de caballos y sus campos perfumados por los cultivos de tabaco. Siguiendo el consejo de mi madre, me levanté y salí como un oso pardo deshaciéndose de esos meses de sueño en una cueva oscura. Empecé a recordar que había vida más allá del dolor de pechos, los temibles pañales y los ataques de llanto.

Mis paseos matutinos, que consistían en un viaje de ida y vuelta a base de empujoncitos lentos al carrito bajo el techo de magnolias en flor hasta las tierras de una pintoresca mansión anterior a la Guerra de Secesión, me devolvieron a la vida. Sentir el sol en la cara y la brisa en la espalda era reconfortante. El llanto de William no me sacaba tanto de quicio cuando se mezclaba con el canto de los pájaros.

En aquel momento también tuve la suerte de hacerme amiga de Solveig, una noruega en Kentucky (sí, a veces pasa), que me acompañó en mis aventuras diarias en la naturaleza. Me puso al corriente de la filosofía de su país, en la que se fomenta la vida al aire libre, y me convenció de que pidiéramos el café para llevar y camináramos por la calle principal bordeada de árboles en lugar de sentarnos. Mientras andábamos, me contaba que la crianza en Noruega consiste en darles a los hijos todas las oportunidades posibles de valerse por sí mismos, así como cierta libertad fuera de casa, en cualquier estación, y sin actividades excesivamente programadas.

Como es lógico, la seguridad era lo primero, pero criar a los hijos de un modo *friluftsliv* significaba dejar que se ensuciaran, cogieran un poco de frío e hicieran cosas que nos dan un poco de miedo a nosotros y a ellos mismos, como escalar un árbol o atrapar insectos. La filosofía estadounidense a la que yo estaba expuesta tenía mucho más que ver con la madre y el bebé refugiados en casa durante las primeras seis semanas, tras las cuales había que seguir protegiendo al retoño en exceso, anteponiendo los estudios y los horarios a la diversión y la libertad, temiendo a los gérmenes o a ser juzgados. Tuve mucha suerte de tener una madre inglesa prudente y una *friluftsliver* noruega que me ayudaron a decidir qué tipo de madre quería ser desde el primer momento.

Cuando tuve a mi segunda hija, Matilda, vivía en Los Ángeles y era entrenadora personal titulada. Recuerdo que trabajé para una joven mamá que bregaba con un marido que se pasaba todo el tiempo en el trabajo y con dos niños que no dormían. Juro que el hecho de insistirle en que las sesiones tuvieran lugar mientras paseábamos, llevando a los niños por la playa, la ayudó tanto —o más, aunque me fastidie admitirlo— como mi relación con ella como consejera y defensora. Sí, yo le di un programa e ideas y consejos para manejar su situación, pero debo decir que mi asesoramiento no tuvo ni punto de comparación con el poder reparador del océano Pacífico.

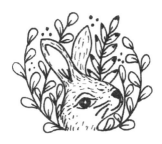

Juego de niños

Volver a conectar con la naturaleza supuso un reconstituyente para mí como madre primeriza, pero no deberíamos subestimar el efecto que tiene en las almas más jóvenes y puras. No debemos infravalorar la magia de ver a un pequeño de dos años hablando con una tijereta. Podemos cambiar la tendencia actual de apoyar lo falso y superficial, lo inmediato y lo artificial. Nosotros tenemos el poder, queridos padres, padrinos, abuelos y profesores del colegio. Podemos sacar a nuestros niños al exterior para que vuelvan a estar conectados con la tierra y amen la naturaleza. Podemos animarlos a apreciar la libertad, el aire fresco. Recordad: debemos ser el modelo a seguir. Cuanto más les mostremos a los niños nuestra preocupación por hacer que mantenerse en forma y estar al aire libre sea divertido, en lugar de decírselo, más nos creerán.

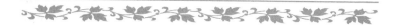

Cómo preparar una búsqueda para nuestros hijos

En primer lugar, elige un tema en función de la estación del año y del sitio. Escribe una lista de elementos que requieran el empleo de varios sentidos: la vista, el tacto o el olfato, por ejemplo. Mezcla elementos que sean fáciles de encontrar con otros que no lo sean tanto, dependiendo de la edad de los niños. No los satures; haz una lista de menos de diez objetos y no te olvides de darles un bolígrafo y un papel para apuntar. Pon un límite de tiempo y ¡a correr! Diles que no cojan nada, que, simplemente, vean dónde está y lo tachen de la lista. Si quieres puede haber un ganador, aunque quizás, se podría premiar a toda la familia por descubrir cosas juntos con una deliciosa merienda como recompensa.

¿Por qué no buscas inspiración en tu propia infancia y en las generaciones anteriores? Construye guaridas secretas lejos de padres molestos, manda a paseo planear el futuro hasta el anochecer o recolecta frutos del bosque para preparar un festín para unos amigos imaginarios. Son este tipo de cosas las que me han hecho así… y a mi madre, y a mi abuela. Las que han hecho que mis amigos sean así. Me vienen muchos recuerdos de cuando las hacía. Todavía oigo el fluir del riachuelo del pueblo. Todavía huelo el aroma de mis manos llenas de pétalos de rosa mientras me quedaba dormida en las noches de verano. La naturaleza era mi aliada, el telón de fondo de mis aventuras.

En la actualidad, a mis cuarenta y un años, todavía me encanta la senda del bosque que hay detrás de la casa de mis padres; de hecho, la sigo recorriendo cuando los visito. Una y otra vez recuerdo el lugar exacto en el que una vaca nos atacó a Andrea y a mí, en el que James y yo jugamos a ser James Bond o en el que casi me hago pis encima de tanto reír porque una oruga cayó de un árbol y aterrizó en la cabeza de Donna muerta de miedo. Se me rompería el corazón si, al recordar su juventud el día de mañana, mis hijos sintieran nostalgia por el metal frío del iPad o por el olor a barniz de los muebles. De hecho, la única parte de la naturaleza que no quiero que experimenten son los piojos. Los tuvimos una vez, los tres estuvimos plagados de esos pequeños parásitos resistentes y creo que nunca podré olvidar ese picor. Pero, dejando a un lado las liendres, no hay nada relacionado con la naturaleza que no quiera que rodee a mis hijos o que ellos exploren.

El concepto de «infancia de interior» aceptado hoy en día como algo normal tiene que acabar. ¿En qué consiste? Es el nombre que se le ha dado a un triste hecho de la vida moderna: pasar cada vez menos tiempo de la infancia al aire libre. En el Reino Unido y en Estados Unidos hay demasiados niños (la mayoría) que ya no se sumergen en el mundo creativo y misterioso del medioambiente, un lugar en el que se perfeccionan las habilidades sociales y se liberan energía y sentimientos de una manera saludable. Actualmente, las estadísticas muestran que los niños se encuentran en casa, jugando solos o sujetos a una rutina muy estructurada después de la escuela que deja poco o, en el peor de los casos, nada de tiempo para jugar a su aire. Tu mini-yo puede que toque el violín o hable mandarín, pero tal vez se sienta muy triste. Los niños pequeños necesitan moverse.

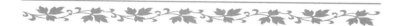

Deja que le eche un vistazo a mi agenda

Cuando era una cría, mis vecinos y yo llamábamos a la puerta de nuestros amigos y les preguntábamos si querían venir a jugar. Hoy en día, vivimos en un mundo superorganizado de reuniones de ocio. Tenemos que reservar un hueco para la diversión con semanas de antelación. Ya no hay espontaneidad ni adaptabilidad y se da prioridad a las actividades consideradas más valiosas (y, a menudo, muy caras). Los niños se frustran. Me di cuenta hace poco de que mi hija iba a clase de ballet a desgana; lo que antes le encantaba se había convertido en una rutina. «¡Solo quiero jugar con Kate, el bebé de los vecinos!», me dijo con tristeza cuando, después de un día ajetreado en el colegio Montessori, le puse los leotardos y la llevé a clase tras un trayecto en coche de 20 minutos. Entonces tuve que pararme a pensar: ¿el ballet es una obsesión suya o mía?

Como madre, bajar el ritmo y salir al aire libre rodeada de naturaleza se ha convertido en una parte aún más importante y frecuente en mi vida que antes. De hecho, ha pasado a ser más que una práctica, se ha transformado en la parte central de mi filosofía en relación con la crianza de los hijos. Un estudio reciente de Persil de mil doscientos padres de niños de entre cinco y doce años, de diez países distintos, descubrió que los niños británicos se encontraban entre los más recluidos del mundo y pasaban el doble de tiempo pegados a una pantalla en el interior que jugando en el exterior. Según un artículo de la Alliance for Childhood, una organización estadounidense sin ánimo de lucro que promueve un desarrollo saludable de la infancia, los niños norteamericanos de hoy en día dedican menos del cincuenta por ciento del tiempo a actividades no regladas del que solían dedicar en la década de 1970. Los padres deciden sus horarios, y este torrente de clases y actividades (normalmente organizadas pensando en sus ocupadas agendas en vez de en el interés del niño) suelen tener lugar en el interior. Cada vez más, los niños tienen poco tiempo de ocio no reglado y de actividades al aire libre, lo que no fomenta ni la creatividad ni la felicidad, según la Alliance for Childhood.

Al permitir que continúe esta moda de la «infancia de interior», nosotros, los padres, estamos echando piedras sobre nuestro propio tejado. Estamos dejando que la obsesión por aprender y ganar de una madre tigre se entrometa en lo que el niño necesita de verdad. Recuerdo el primer día de clase de mi hijo, en el que conocí a otros padres que preguntaban sobre los niveles de lectura y los exámenes de matemáticas. Yo me interesé más por cuánto duraban el almuerzo y el tiempo de juego. «Mi hijo es como un perro, necesita que lo saquen a pasear y a jugar a menudo», bromeé sentada en una silla en miniatura, con las rodillas a la altura de las orejas. Recibieron mi pregunta con una mezcla de sorpresa y desdén, pero después algunas madres se me acercaron y me dijeron: «¡Mi hijo es como el tuyo! Necesita libertad y hacer ejercicio». Reconocer esto no debería ser ningún secreto oscuro. ¡Es obvio, claro! Pero en los tiempos que corren, con la competitividad de los exámenes escolares, nuestros hijos se están perdiendo lo básico. Tenemos tanto miedo a las expectativas sociales y estamos tan pendientes de la seguridad que les cortamos las alas a nuestros polluelos antes incluso de que aprendan a volar. ¡Tenemos que dejarles crecer, padres, crecer! No queremos niños objeto, como las mujeres objeto pero en miniatura: criaturas mudas que parecen perfectas, pero que están deprimidas. Queremos niños reales, pensantes, divertidos, sucios, valientes, extravagantes y espabilados, que desarrollen sus intereses y talentos a su propio ritmo. Esto los llenará de una pasión que podrán mantener toda su vida, en vez de consumirlos antes incluso de que hayan empezado a vivir.

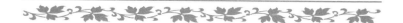

Experto en tecnologías

El tiempo que pasan delante de las pantallas también hay que tenerlo en cuenta —no podría darme un baño o hacer la cena si no dejara a mis dos pequeños con Peppa Pig o Minecraft—, pero la clave está en el equilibrio y los límites. En un estudio reciente, la Academia Norteamericana de Pediatría (AAP) recomendó que los padres fomentaran los juegos creativos y no electrónicos para los bebés y los niños pequeños. Para los niños en edad escolar y los adolescentes, la idea es que haya un equilibrio entre el uso de las tecnologías y otros comportamientos saludables. En el estudio se descubrió que el problema aparece si las tecnologías desplazan a las actividades físicas, la exploración activa y la interacción social cara a cara en el mundo real, que es fundamental para el aprendizaje. Demasiado tiempo delante de una pantalla puede perjudicar también la cantidad y la calidad del sueño. La Academia Americana de Pediatría sugiere que a los niños de entre dos y cinco años se les restrinja el uso de la tecnología a una hora diaria, mientras que, a partir de los seis, ese tiempo puede aumentar si no interfiere con las horas de sueño recomendadas, la actividad física ni otros comportamientos esenciales para la salud. En los dormitorios no debería haber ningún tipo de dispositivos electrónicos a ninguna edad.

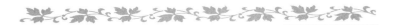

¿Cómo ignorar las quejas?

Los niños se quejan y lloriquean mucho. Es una de sus cualidades menos atractivas. También les dan berrinches, lo que es peor porque puede resultar embarazoso. No sé si es porque están cansados y no tienen ganas de hacer nada o porque tienen una adicción alarmante a Bob Esponja alimentada por la pantalla de la televisión, pero, a veces, mis hijos se niegan a salir fuera, con el culo pegado al sofá. En algunas ocasiones, intentar que salgan a la luz del sol es una tarea complicada. Te suena, ¿verdad? Si no quieres acabar con tapones, te sugiero que los sobornes con artilugios divertidos, como una brújula o unos prismáticos, con la promesa de darles algún capricho dulce después de jugar, como un típico *smore* —estos sándwiches de nubes derretidas y chocolate que no pueden faltar en cualquier merienda campestre norteamericana— para saciar sus ansias de azúcar o, simplemente, que les hagas cosquillas hasta la puerta. Sí, una visita del Monstruo de las Cosquillas siempre funciona para que un niño a) se mueva y b) sonría. Funciona incluso con adolescentes.

Si todo esto falla y se te siguen quejando por intentar hacerlo lo mejor posible y ser un buen padre, acribíllalos con la canción *Tengo un tractor amarillo* de Zapato Veloz hasta que corran colina arriba. En cuanto estén de aquí para allá, se olvidarán incluso de que se estaban quejando. Lo prometo.

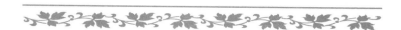

Lecturas naturales

He aquí diez libros para menores de ocho años que inspirarán a los niños a amar la naturaleza:

- *Las cuatro estaciones del seto de las zarzas y otras historias* de Jill Barklem
- *Guía de campo* de Terry Jennings
- *Los niños del bosque* de Elsa Beskow
- *El bosque encantado* de Enid Blyton
- *La semillita* de Eric Carle
- *Maisy cultiva el jardín* de Lucy Cousins
- *El viento en los sauces* de Kenneth Grahame
- *¡Qué ordenado!* de Emily Gravett
- *Vamos a cazar un oso* de Michael Rosen y Helen Oxenbury
- *Animalium* de Katie Scott y Jenny Broom

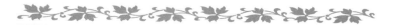

¿Es un pájaro? ¿Es un avión?

No, es el Hombre Verde, ¡el superhéroe que estábamos esperando!

Hay muchos estudios que informan a los padres sobre por qué jugar en casa es perjudicial para el desarrollo de los niños y, en algunas comunidades progresistas, las guarderías en el bosque son una opción popular. En Alemania, donde surgió la idea, se llaman *Waldkitas*, y en ellas se saca a los pequeños del aula y se les lleva a entornos forestales. Los estudios han demostrado que los alumnos provenientes de estas guarderías tienen una ventaja clara en las habilidades cognitivas, creativas y físicas.

Alentados por la idea de tener libertad en entornos naturales, los niños aprenden a niveles diversos con cada nueva experiencia. Con todos los castillos, los reinos, las criaturas y los amigos imaginarios, el cerebro se desarrolla a un ritmo más rápido que el de aquellos que juegan entre cuatro paredes. Se apoyan en la fantasía y en la simulación para evocar historias de caballeros, dragones y habitantes de árboles lejanos. Se han observado muchos efectos positivos en los niños que han llevado una vida al aire libre. No solo se convierten en mejores aprendices y tienen un buen rendimiento escolar, sino que, además, es más divertido juntarse con ellos (y, por eso, hacen más amigos). Todos quieren jugar con el niño que tiene una imaginación desbordante. Como consecuencia, los niños serán mucho más felices, porque son inteligentes y tienen muchos amigos. Todo esto se consigue solo con jugar fuera.

¿Cómo hacer una corona de margaritas?

Recoge algunas margaritas con tallos bastante largos. Enséñale a tu hijo a usar la uña del pulgar para hacer un corte de un centímetro en el tallo de una de ellas. Una vez hecha la hendidura, coge otra de las que has recogido y pasa el tallo a través del corte de la margarita original. Así crearás una especie de cadena. Repite este paso tantas veces como quieras hasta conseguir la longitud deseada de la corona de margaritas. Une la primera margarita con la última, creando un corte de unos dos centímetros y medio en el tallo de la última margarita de la cadena para que pueda pasar a través de él la flor completa. Después, ¡corona a quien tú quieras!

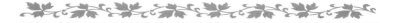

Un estudio realizado por la Universidad de Derby y por la Wildlife Trust (una fundación benéfica británica que promueve la naturaleza) con una muestra de 18.500 personas demostró que se produjo una mejora significativa en la salud y la felicidad de las mismas cuando, durante unos meses, conectaron con la naturaleza y tuvieron comportamientos naturales activos, como dar de comer a los pájaros o plantar flores para las abejas. La investigación también demostró que los niños expuestos al contacto con la naturaleza mostraban una mayor autoestima. Esto explicaba cómo estas interacciones les habían enseñado a asumir riesgos, habían dado rienda suelta a su creatividad y les habían ofrecido la oportunidad de hacer ejercicio, jugar y descubrir. En algunos casos, dicho contacto redujo los síntomas del TDAH (trastorno de hiperactividad con déficit de atención), al proporcionar una influencia relajante y contribuir a la concentración.

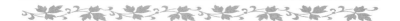

Caminar y cantar

Aquí encontrarás diez canciones para cantar con niños menores de ocho años mientras paseáis por la naturaleza:

- *Tengo una vaca lechera*
- *La arañita pequeñita*
- *Susanita tiene un ratón*
- *El pollito Pío*
- *En la granja de Pepito*
- *Un elefante se balanceaba*
- *Cucú cantaba la rana*
- *Que llueva, que llueva*
- *La gallina Turuleta*
- *En un bosque de la China*

Jugar al aire libre ofrece ventajas emocionales y psicológicas y aún más ventajas físicas. Como es lógico, si un niño juega fuera de casa, estará más en forma que uno que lo hace dentro sentado frente al televisor o al iPad. Lo mejor es que eso tiene efectos de larga duración, como demuestra un estudio realizado por un equipo australiano de nutricionistas y académicos en la revista *International Journal of Obesity*. Años más tarde, el niño será todavía más activo y tendrá menos probabilidades de padecer sobrepeso. Si lo piensas, tiene mucho sentido: enséñale a tu hijo a disfrutar de las actividades al aire libre cuando sea pequeño y le encantarán —y se moverá— de por vida.

Preocupado por el futuro, pero motivado por estudios como este, el Servicio Nacional de Salud del Reino Unido ha difundido nuevas directrices relacionadas con los niños y la actividad. Se aconseja que los niños de entre cinco y dieciocho años realicen al menos una hora de actividad diaria al aire libre. Además, advierte a los padres seriamente sobre el hecho de que el estilo de vida sedentario que llevan los niños hoy en día dentro de cuatro paredes puede ocasionarles problemas graves en el futuro, como enfermedades coronarias y diabetes de tipo 2.

En su libro *Toxic Childhood* (Infancia tóxica), la exdirectora de escuela Sue Palmer afirma que hacer actividades fuera de casa permite a los niños desarrollar una mayor resistencia emocional. Esto lo he observado en mis propios hijos, que ahora tienen seis y cuatro años, cuando corren cada tarde por la cantera y el bosque que hay al lado del colegio y se levantan y se recuperan de cualquier caída o arañazo, o de una pelea con amigos, y cuando negocian en una bronca sobre la posesión de palos y ramitas. Sin un esquema estricto y actividades regladas por adultos, exploran quiénes son y cómo trabajar con los demás. Durante los años que ha trabajado en colegios, Palmer ha observado (tal y como veo yo ahora como madre) que jugar fuera aumenta la adaptabilidad y las habilidades sociales del niño. Trepar a árboles, construir guaridas, jugar al fútbol y hacer nuevos amigos en un parque les aporta confianza y resistencia, valores que tenemos que fomentar en la siguiente generación.

Eliza, 3 años

«Las flores son muy bonitas. Me encantan, así que las abrazo y les doy besos. Las moradas son mis favoritas y me gustan porque huelen como a tierra. Las cojo para dárselas a Josie y a Adrienne y a todos los que son mis mejores amigos. En realidad, todo el mundo es mi mejor amigo.»

Ahora paso a comentar lo que dicen los expertos sobre las desventajas de jugar en casa; primero, las malas noticias. Los investigadores se han aferrado al concepto de «trastorno por déficit de naturaleza» de Louv, del que hablamos en el primer capítulo, y cómo este cambia a los niños. En resumidas cuentas, significa que saben que no jugar fuera, rodeados de naturaleza (por ejemplo, paseando, buscando frutos, haciendo senderismo o acampando), es muy perjudicial para los niños. Los psicólogos ambientales Nancy M. Wells y Gary W. Evans han ido más allá y han estudiado si la cercanía entre el lugar en el que viven las familias y la naturaleza afecta a los hijos. Recopilaron información de 337 niños de entre nueve y doce años para observar si la interacción con el exterior funcionaba como un amortiguador del estrés que pueda impactar en su autoestima y bienestar. Descubrieron que los niños que vivían más cerca de la naturaleza y que tenían más oportunidades de entrar en contacto con el mundo natural estaban menos estresados. También observaron que los niños que iban a guarderías más naturales (piensa: menos plástico, más madera; menos hormigón, más hierba) tenían una mayor coordinación motora y podían concentrarse mejor y prestar más atención.

La naturaleza les ofrece a los niños una salida frente a los factores estresantes de su vida en un mundo apresurado y tecnológico. La naturaleza nos desacelera; la tensión arterial disminuye mientras apreciamos su belleza natural. Por tanto, es obvio que los niños se pierden muchos beneficios que la naturaleza les ofrece cuando no juegan al aire libre.

Mis hijos y sus amigos juegan en el bosque que está cerca del colegio durante casi todo el año, al volver de clase por la tarde, aunque llueva o estén resfriados. A veces, vienen con moratones en las rodillas por luchas de espadas con palos o por perseguir mariposas, cosas simples que fueron muy importantes en mi propia infancia, pero que se olvidan con facilidad cuando se tiene la tentación de un iPad o un televisor. Hasta los berrinches más estrafalarios de mi hija se calman recogiendo flores, paseando por un camino embarrado o topándose con un gusano regordete. Puede que se me acumule la colada con este estilo de vida, pero al menos sigo estando cuerda.

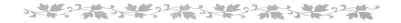

Arte inteligente

Este capítulo no trata solo de que consigas que tus hijos se sienten y actúen mejor al aprovechar la naturaleza, sino de que ellos puedan ayudarte al hacerlo también. Anímalos a hacer proyectos artísticos usando cosas de la naturaleza o inspirándose en ella y utilízalos para alegrar tu zona de trabajo o tu hogar. Ahora mismo, tengo sobre el escritorio una colección increíble y colorida de arcoíris y olas que iluminan mi vida. Me recuerdan dos cosas que son sumamente importantes para mí incluso cuando no las tengo: mis hijos y el aire libre.

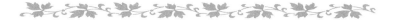

Volverse una familia entusiasta del aire libre

No des por sentado que las reuniones familiares tengan que celebrarse siempre en una casa o un restaurante. Júntate con la abuela y el abuelo y pasad un buen rato al aire libre. Y no, la terraza de un bar no cuenta, aunque tengas presentes las flores de las macetas colgantes. Me refiero a interactuar con la naturaleza y con tus queridos niños. Aquí te dejo algunas ideas de actividades divertidas:

- **Ten tu propio huerto** o únete al club de jardinería local. Recompensa a tu hijo con un paquete de semillas. Luego, vigila las flores y las cosechas. Crea una comunidad de amantes de la jardinería en tu barrio con amigos de edades similares. Muchos colegios proponen actividades de jardinería después de las clases o los fines de semana, así que participa o habla con otros padres para crear una. Los niños y los padres pueden trabajar juntos cultivando frutas y verduras para el comedor escolar o flores para darles a los profesores por su cumpleaños.

- **Saca los juguetes al aire libre.** ¿Por qué siempre suponemos que los castillos de Lego tienen que construirse en el cuarto o en el salón cuando en el exterior se puede cavar una fosa que los rodee? ¿Por qué una casa de muñecas tiene que estar inmaculada e impoluta cuando, fuera, se puede convertir en una majestuosa casa señorial con extensos jardines? Además, todo lo que se mancha tiene que limpiarse, otra actividad divertida para las manos más pequeñas. Solo piensa en lo realista que será sacar de la caja de plástico a los animales de tu Sylvanian Family y jugar con ellos bajo un árbol.

- **Conviértete en un detective de animales.** Con un cuaderno y un lápiz, aventúrate en el exterior para buscar los hogares de los animales más adorables y de los más salvajes. Mira dentro de los árboles, hacia las copas, bajo las piedras, en los ríos y los lagos y en las praderas. Nidos, colmenas, madrigueras y telarañas; todo vale. Estúdialos con cuidado y respeto —la seguridad es lo primero— y observa cómo cada animal ha hecho su hogar. Admira el trabajo duro y el tiempo invertido en cada construcción. Si tienes suerte, quizás encuentres uno a medio construir. Si es así, siéntate y observa un rato. Toma nota y haz dibujos para llevártelos después a casa. Luego, investiga más sobre ellos cuando vuelvas a tu merecido hogar.

- **Prueba a jugar en el exterior a los opuestos** con un amigo. Haz un movimiento o una pose e intenta que tu compañero haga lo contrario. Salta, agáchate. Quédate totalmente quieto, muévete como un loco. Muestra una cara feliz, pon una cara triste. Hacedlo por turnos para poner a prueba la mente y el cuerpo.

- **Recrea la vida de un bicho.** Quítate los zapatos y chapotea, aunque sea en tu propio jardín. Habla sobre las sensaciones y las diferencias entre la hierba y la tierra. Deja que escalen por tus piernas insectos raros. Imita sus movimientos. Averigua qué come y bebe cada criatura, cómo se reproduce y quién es su enemigo natural.

- **Escribe tu nombre en una hoja de papel** y que el resto del grupo haga lo mismo. Fijad un tiempo y ¡allá vamos! Encuentra un objeto en la naturaleza que comience por cada letra de tu nombre. Si uno de los nombres es más difícil o más largo —como Paz frente a Antonia—, quizás, deberíais enfrentaros al desafío con la misma palabra para que nadie empiece con ventaja. (¿Pétalo? ¿Lluvia? ¿Tu apellido?) El primero que complete la palabra gana.

- **Ve a pescar cangrejos.** Dirígete a una zona marina especial o a un estanque rocoso. Corta lonchas de beicon crudo en trocitos y átalos a una cuerda, o a una malla especial para capturar cangrejos si te atrae mucho la idea. Introduce la trampa en el agua hasta que sientas un tirón, saca la cuerda (o la malla) con cuidado y mira lo que has pescado. Coloca los cangrejos en un cubo lleno de la misma agua en la que viven. Busca marcas o heridas, mídelos y devuélvelos con cuidado y lentitud a su mundo. Presta atención a las crías, ¡sus pinzas son las más afiladas! Y no, no puedes quedarte uno como mascota, y no, papá no puede comerse ninguno esta noche.

- **Practica matemáticas** y pon a prueba tus habilidades de observación contando criaturas mientras paseas. Coge un lápiz y un bloc de notas y lleva la cuenta de todas las especies de animales que veas; también puedes incluir los gatos y los perros del barrio. Tras un buen paseo y un rato entretenido contando animales, siéntate un momento y calcula algunas estadísticas. ¿Cuál era el animal más común? ¿Había más ardillas que abejorros? ¿Cuál es la criatura más frecuente en tu calle? ¿Cuántos insectos marrones había? ¿Cuántos perros negros?

- **Sácale partido a un día ventoso** saliendo a la calle y retrocede en el tiempo con tu hijo. Si no tienes una cometa, haz un avión de papel. ¿Te acuerdas de cómo se hacía? Coge un folio de tamaño A4. Dobla el papel a lo largo por la mitad, asegurándote de que el doblez está bien marcado. Después, desdóblalo. Dobla las dos esquinas superiores hacia el doblez del centro. Ahora dobla de nuevo el papel a lo largo por la mitad. A continuación, coge los dos lados planos y pliégalos hacia el centro hasta que estén doblados a la misma distancia de la parte inferior. Ya estás listo para despegar.

- **Busca ayudantes,** héroes y cosas útiles mientras das un paseo por el barrio. Señala todo lo que convierte a tu comunidad en el lugar seguro que te encanta, como una estación de bomberos, una papelera de reciclaje, una biblioteca pública o un paso de cebra. Comparte historias sobre tus interacciones con esas personas y esos objetos y sobre cómo nos ayudan a todos; no te olvides de la Madre Tierra.

- **Únete a un grupo de senderismo adecuado** para niños. Estas sesiones a un ritmo más lento, basadas en los baños de bosque, permiten estudiar la flora y la fauna durante mucho tiempo y aspirar en grandes cantidades esas fitoncidas poderosas.
- **Tráete caracolas y rocas** (¡las que te permitan!) a casa después de las vacaciones y úsalas para decorar vasos y frascos viejos. Evita usar el pegamento extrafuerte y tapa todas las superficies sobre las que trabajes con periódicos antiguos para que no haya accidentes. Estos tarros te servirán como preciosos regalos o recuerdos de tus vacaciones. Rememora tus vacaciones mientras las pegas.
- **Convierte el lavado del coche** en verano en una excusa familiar para hacer una batalla de agua. Vístete para acabar empapado. Descálzate. Haz pompas de jabón. Salta y explótalas.
- **Saca al científico que llevas dentro.** Recoge pétalos caídos y mézclalos con agua. Aplástalos con un mortero en un bol para hacer perfume. Busca madrigueras, hormigueros y guaridas y piensa en lo que cada criatura usa para excavarlos y construirlos. Mide el tamaño de los agujeros y explica qué está pasando bajo tierra. Busca nidos en primavera, pero no te acerques demasiado o el pájaro podría abandonarlo. Calcula el tiempo que las aves adultas se pasan fuera y observa qué les traen a sus polluelos. Imita a Winnie the Pooh lanzando ramitas desde un puente y ve corriendo al otro lado mientras cuentas para ver la velocidad a la que las empuja la corriente.
- **Ve a un parque** y **busca triángulos,** círculos, cuadrados y óvalos en la naturaleza y en las cosas que traemos al

parque, como pelotas o accesorios para el pícnic. Señála-
los e indica qué forma tienen.

- **Prensa flores.** Procura escoger flores que no estén prote-
gidas. Regálale tus trabajos a la familia con un mensaje
en el que expliques el significado de las flores (puedes
encontrar esta información fácilmente en Internet o en
un libro de jardinería).

- **En parejas,** elige quién se quedará la sombra para jugar
al pilla-pilla de sombras. Es igual que jugar al pilla-pilla,
pero, en lugar de que te pille el que se la queda, este
debe saltar sobre la sombra de alguien; y luego le tocará
a esa persona pillar. Juega en distintos momentos del día
para observar cómo las sombras se alargan, se encogen
o desaparecen a medida que pasan las horas o cambia el
tiempo.

- **Incluso en los días grises,** unos minutos fuera son vitales y útiles para los niños, siempre y cuando vayan vesti-
dos correctamente. Si sabes que se avecina mal tiempo,
sácalos para que den una vuelta en el último momento y
así quemarán algo de energía antes de quedarse encerrados en casa. Si eres superorganizado, puedes planearlo
con antelación, preparando una carrera
pequeña de obstáculos en el jardín
trasero o en el parque comunita-
rio para que compitan incluso
después de que la lluvia o la
nieve haya caído. Como recompensa, dales un choco-
late caliente cuando vuelvan.

George, 6 años

«Me encanta correr. Me hace feliz. Me hace ser más fuerte. Participo en una carrera una mañana a la semana y después siento que mis músculos se encuentran genial. Estirados. Mis amigos y yo competimos entre los árboles y por un sendero. Fingimos que volamos.»

¡Las necesidades básicas de la vida saldrán a tu encuentro!

Los niños necesitan salir de casa, igual que nosotros, ya que nos hace ser mejores padres. Considéralo la receta para una buena vida de la vieja Madre Naturaleza, ella sabe lo que hace. Ojalá la escucháramos más… Mis amigos y yo disfrutamos de unas vistas increíbles desde lugares preciosos, en lugar de sentarnos en una cafetería. Mi marido y yo disfrutamos de momentos al aire libre sin niños en vez de la típica cita para cenar en un restaurante ruidoso y abarrotado. Y en algunas ocasiones salgo a pasear sola para procesar mis pensamientos, dilemas y listas de tareas pendientes. Todos estos cambios en el estilo de vida nos han beneficiado muchísimo a mí y a la relación con mis hijos. El estrés se reduce al admirar una puesta de sol aunque sigas ronca por haber gritado «por favor, ponte los zapatos» más de cien veces.

Encuentra tu pequeña rutina para criar a tus pequeños al aire libre. Te prometo que os ayudará en el día a día y en un futuro lejano, cuando ya se hayan ido de casa y rememores su juventud con buenos ojos. «Los días se hacen largos, pero los años pasan volando.» Oigo esta frase mucho y me suelen entrar ganas de reñir a esa persona mayor con expresión nostálgica que la dice, pero sé que tiene razón. No dejes pasar momentos en la nebulosa de la televisión o en el estrés de mirar el correo electrónico. Encuentra lo que te llene.

Este verano, a mis hijos y a mí nos dio por la lavanda. La buscábamos, la olíamos, la frotábamos entre los dedos y declaramos el «poder de la lavanda» como la cura de todos los males. Respirábamos hondo todos juntos, nos deteníamos un momento y aspirábamos su poder, los tres juntos. Sé que mientras vivan, cuando vean o huelan la lavanda, sus cerebros se inundarán de un sentimiento de cariño y curiosidad —o eso espero— y se acordarán de mí, de la gritona de su madre, que jugaba con ellos en lugar de estar jugando con el móvil.

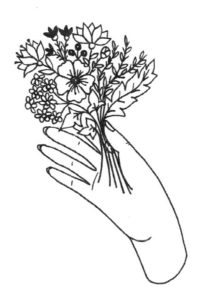

MOMENTO MINDFULNESS

Elegid cada uno de vosotros una flor, una pluma o una hoja. Sentaos juntos formando un círculo. Durante sesenta segundos, pasad lo que hayáis encontrado alrededor del mismo, reflexionando sobre lo primero que notéis (el olor, el tacto o el sonido que hace). Colocad los elementos en el centro y, por turnos, decid cada uno cuál ha sido vuestro favorito y por qué.

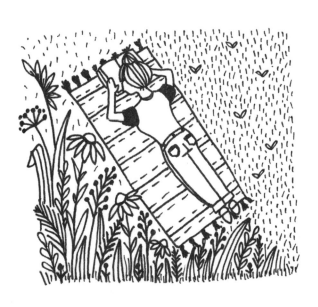

8

Fusión con la naturaleza

«Vive cada estación del año conforme transcurre, respira el aire,
bebe, paladea la fruta y resígnate ante el influjo de la tierra.»

Henry David Thoreau

Este capítulo trata sobre robar momentos para cuidarse a uno
mismo, desarrollar la autoestima y sacarle el mayor partido al
tiempo a solas, sobre todo al que pasamos al aire libre. El
mundo moderno no parece estar creado para ninguna de estas cosas. El ritmo frenético provocado por el miedo a perderse algo, las prácticas profesionales competitivas y la urbanización de nuestras vidas nos están separando de la necesidad básica de silencio, de paz, de contemplación y de naturaleza, y eso nos perjudica. Pero comprometernos a reconectar con nosotros mismos y con el mundo que nos rodea nos traerá, de forma inmediata, muchos cambios positivos.

Ahora que estamos solitos

Ser una persona sociable y fiestera está bien, pero a veces el
valor de estar a solas con nuestras ideas y nuestros pensa-

mientos es incalculable, sobre todo cuando esto viene acompañado de una inmersión en un bosque, un lago, una montaña o un océano que despierta el alma y expande la mente. Estar solo no es lo mismo que sentirse solo. Estar solo no es un estado negativo. Buscarlo no significa estar deprimido o triste o ser antisocial, significa que eres lo bastante consciente de ti mismo como para saber que necesitas un descanso de los bocinazos de camino al trabajo, del parloteo de los niños, del ciberespacio y de la voz interior que nos dice que nos equivocamos o que podríamos hacerlo mejor. Estamos demasiado estimulados y alterados, agobiados y angustiados. Pasar tiempo a solas en un lugar que nos haga sentir en calma y cuidados nos tranquiliza, repone y rejuvenece.

La fuerza de uno

Hay muchas razones físicas y psicológicas para que seguir tu propio camino se convierta en una prioridad:

- Estar continuamente pendiente de los deseos de los demás no le da tiempo al cerebro a relajarse. Estar solo sin distracciones constantes le da a tu mente la oportunidad de aclararlo todo y descansar.
- Viajar solo o empezar una nueva afición *tout seul* te puede ayudar a conocer a largo plazo a personas que piensen como tú. Si intentas estas cosas en un grupo ya establecido, tendrás menos posibilidades de abrirte a nueva gente y nuevos amigos.
- ¿Y si aceptas un nuevo desafío? La concentración mejora sin interrupciones, y tu productividad también.

- Cuando pasas tiempo a solas, consigues acallar las voces de tu alrededor y pensar y decidir por ti mismo quién y qué quieres ser y dónde quieres estar. Les haces hueco a los demás; háztelo a ti mismo.

- Todos tenemos nuestro lado introvertido, por mucho que intentemos esconderlo. Después de un tiempo a solas volveremos a tener ganas de sociabilizar, por lo que podremos juntarnos y comunicarnos mejor al día o a la semana siguiente.

- El constante alboroto de parloteo y movimiento no te permite reflexionar y pensar con creatividad. Párate un momento y deja que fluyan las nuevas emociones e ideas. La soledad es un estado perfecto para resolver determinados problemas.

- Quedar contigo mismo es menos estresante y puede ser igual de divertido que salir con otros. Quieres explorar el parque de la ciudad y lo quieres hacer ahora, pues ve. ¿Para qué esperar a que los demás te hagan un hueco en la agenda y luego te dejen tirado en el último momento? Sé tu mejor compañero. De ese modo, podrás hacer justo lo que quieres.

- Estar solo y rodeado de naturaleza te permitirá conectar profundamente con el mundo vivo de tu alrededor sin el sentimiento de presión social que te obliga a hablar de cualquier cosa.

- Tomarte tiempo para ti mismo podría ayudarte a sentirte menos solo. Cuanto más tiempo pases conociéndote y descubriendo lo que quieres, más fácil será entender de verdad con quién quieres estar y por qué (y que aquellos que no te provocan una sensación cálida y un cosquilleo no merecen tu tiempo).

Lánzate en solitario

Estar solo tiene numerosos beneficios, pero no me refiero a encerrarte siempre en casa, lejos del mundo, con la calefacción y la televisión encendidas. Los beneficios proceden de aislarte de la sociedad para aclararte la mente y desestresarte, y se multiplican cuando esos momentos los pasas fuera, en el mundo natural, en lugar de en uno artificial.

Sin embargo, a veces uno se siente extraño al estar fuera de casa y solo. Lo entiendo. Aprender a estar solo es duro al principio. Solía viajar mucho sola por trabajo, y me encontraba todo el tiempo sin amigos y despistada en las nuevas ciudades a las que iba. Al principio, preocupada por parecer patética o rara, en lugar de salir a explorar, pedía que me trajeran el servicio de comida a la habitación y solo salía del búnker cuando tenía una reunión de negocios. Algo cambió cuando cumplí los treinta. Nadie me miraba ni juzgaba mi soledad. Estaban demasiado ocupados preocupándose por lo que tenían en la cabeza. Fue liberador percatarme de que, a menos que causes problemas o llames la atención, nadie se fija en ti. Pronto, no solo empecé a explorar las ciudades por mi cuenta, cenar en las terrazas de las cafeterías y observar el mundo mientras giraba, sino que comencé a irme de vacaciones sola.

Con treinta y dos años, recuerdo que el novio con el que vivía me dejó tirada y con el corazón tan roto que, después de varios días llorando, parecía que me hubieran picado mil abejas en la cara. Una amiga me aconsejó: «Sal y ve a algún lugar agradable, camina, piensa y tranquilízate».

«¿Me acompañas?», le supliqué sintiéndome un poco vulnerable por mi nuevo estado de soltera.

«No. Necesitas una revelación personal para darte cuenta de que no te convenía. Solo puedes procesarlo tú. Si te lo digo yo, no te calará tanto. Necesitas estar sola para acostumbrarte a tu nueva identidad como mujer libre.»

Pasé el fin de semana en las montañas y superé mis obstáculos. Yo sola.

Estamos perdiendo la capacidad de estar solos, hasta nos llevamos los móviles al baño (odio admitir que yo también lo hago a veces) para sentir que estamos conectados incluso en el servicio. Dos minutos con nuestros propios pensamientos parecen demasiado. Pero, si redescubrimos la riqueza de nuestro interior y de los momentos de soledad, es menos probable que nos sintamos solos, aunque lo estemos. En la época en la que estamos, esto es crucial. Además, también es más probable que acabemos gustándonos a nosotros mismos.

Melanie, 45 años

«Estar simplemente sentada en una roca en medio de un riachuelo me cambia. El agua actúa como una meditación inmediata. No se necesitan técnicas. El agua me limpia los pensamientos. A menudo, cuando me voy y comienzo a notar de nuevo las listas de tareas pendientes, las preocupaciones y la energía frenética del mundo, me doy cuenta del regalo tan magnífico que me acaba de hacer la naturaleza: una mente en calma y un descanso de toda la actividad constante. Por mi salud, he creado una vida donde la naturaleza forma parte de mis experiencias diarias. Ya sea en las montañas, en el océano, en un bosque, en un parque o en mi jardín, ahí voy a curarme, ejercitarme, descansar y recargar las pilas... Me divierte. Para mí, la naturaleza es mi botón de reinicio si me siento agobiada o confusa o si, simplemente, necesito calmar la mente. La respuesta es siempre la misma. En la naturaleza, veo y siento que todo está vivo y, si voy con la intención de ser receptiva, recibo todos los mensajes que la naturaleza tiene para mí. Es una práctica intensa de escucha.»

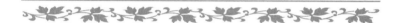

¿Tienes el síndrome de la mujer acelerada?

Este nuevo término lo inventó la bioquímica nutricionista Libby Weaver para describir el estado perjudicial que sufren muchas mujeres modernas al estar siempre ocupadísimas y del que no pueden salir, ni siquiera cuando se dan cuenta de los efectos negativos que esto provoca en su salud. Tras analizar cómo afecta este estilo de vida acelerado a nuestro sistema nervioso, cree que trabajar en este estado permanente de estrés convierte a las mujeres de hoy en día en personas ansiosas, malhumoradas y olvidadizas que no saben decir que no. Con cierta preocupación, ha descubierto el impacto que este circo continuo tiene en nuestras hormonas, haciendo que el día a día —y el momento ya de por sí perturbador de la menopausia— sea aún más difícil.

Dos de las soluciones que menciona en su libro, *Rushing Woman's Syndrome* (Síndrome de la mujer acelerada), son saborear la soledad, que describe como una manera poderosa de recargar el cuerpo, y hacer deportes suaves como el yoga o el senderismo. Como mujer perimenopáusica cada vez más víctima del enfado y de los cambios de humor cíclicos y que se está automedicando con silenciosos paseos por la naturaleza, no podría estar más de acuerdo.

¿Por qué dar un paseo solitario por el mundo salvaje?

Los estudios demuestran que cuando interactuamos con la Madre Naturaleza, cuando conectamos con ella profundamente, nos quedamos fascinados y reconfortados de muchas formas saludables: cuando nos rodeamos de una belleza salvaje y una atmósfera terrenal, nos sentimos positivos, tranquilos y estimulados de manera creativa. Sería una pena que nos perdiéramos todos estos beneficios que mejoran nuestra vida por estar cotilleando sobre un vecino, soportando un berrinche o mirando nuestro perfil de Facebook.

A veces queremos socializar en la naturaleza; otras, nos beneficiamos de lo rural y lo rústico por nuestra cuenta, cuando las maravillas del mundo nos embargan sin distracciones ni interrupciones. Así que ha llegado la hora de ser listos y cautelosos y recoger los múltiples beneficios de estar a solas al aire libre:

- **Confiar en tus instintos es esencial** en la naturaleza. La elección sobre qué camino coger es importante. No hay nadie a quien pedir consejo, por lo que tienes que confiar en ti mismo. Aventurarse en la naturaleza puede parecer arriesgado, por lo que te conviertes en una persona más valiente y tomas mejores decisiones para ti mismo. Pasar tiempo a solas al aire libre aumentará tu autoestima sobre lo que tú, tu mente y tu cuerpo podéis hacer.

- **Aprender a escuchar a la naturaleza** te convertirá en un mejor oyente en tu día a día. Serás más consciente de la sutileza y la suavidad. Comenzarás a reconocer el sonido de tu subconsciente y a no bloquearlo.

- **Te darás cuenta de lo insignificante** que eres y, por tanto, de lo insignificantes que son tus preocupaciones del presente y tus errores del pasado cuando estés paseando tranquilamente bajo las copas de árboles inmensos o junto al mar indomable. La amplitud eterna de la naturaleza te reconfortará: algunas cosas son breves, como las estaciones. No tienes poder sobre ciertas cosas, igual que los árboles no lo tienen sobre las estaciones cambiantes. Saber esto te liberará de miedos o impedimentos nimios.

- **Aprenderás a dejar de culpar a los demás** y a asumir la responsabilidad —por haber pisado un hormiguero o haberte caído de esa roca—, lo que te servirá en todos los aspectos de la vida. A veces, el responsable eres tú. Acéptalo, no te quejes. Sé la solución que buscas.

- **Fundirte con la naturaleza** te hará también poderoso y fuerte; eres parte de algo grandioso. Si hoy tomas las decisiones correctas, puedes escalar montañas, nadar entre las olas, columpiarte de la rama de un árbol y ayudar a proteger y dar forma a la flora y la fauna de tu alrededor para la siguiente generación.

- **Para penetrar a solas en la naturaleza** se necesita valentía y determinación y alguien que te anime. Puesto que estás tú solo, tienes que aprender a convertirte en tu mayor fan. Habla contigo mismo, canta en voz alta, suelta un «¡yuju!» para celebrar que has hecho algo de lo que estás orgulloso. Animarse a uno mismo es una habilidad bastante buena en cualquier aspecto de la vida, incluso una vez que salgas del bosque y regreses al trabajo y a las relaciones sociales. Mejor dicho, hazlo sobre todo cuando salgas del bosque y regreses al trabajo y a las relaciones. ¡Dame una T! ¡Dame una Ú! ¡TÚ!

¿Cómo hacer que un paseo a solas por la naturaleza sea espectacular?

Cinco sencillos pasos:

1. Mira hacia el suelo para observar los bichitos, no hacia la pantalla de tu móvil para ver las actualizaciones. Sé consciente de por dónde pisas.
2. Olvídate de los zapatos y gana perspectiva. Si es seguro, descálzate para sentir la hierba o la arena. Incluso notar las hojas crujientes y el barro es agradable si llevas cuidado.
3. No eres un elefante en una cacharrería, eres un amante de la naturaleza. Sé lo más silencioso posible. De este modo, aumentarán las posibilidades de que se te acer-

quen animales simpáticos o de que estos te ignoren y puedas observar sus juegos.

4. Si no puedes acallar tu mente tan rápida o fácilmente como te gustaría, distráete centrándote en tu respiración. Contar las respiraciones lentas, profundas y rítmicas mantendrá tu mente alejada de las preocupaciones hasta que te relajes en soledad.

5. Disfrútalo. Justo ahora podrías estar haciendo muchas cosas peores que pasar un momento agradable contigo mismo, observando cómo cambian las estaciones en un lugar precioso y reparando tu ser concienzudamente.

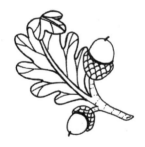

El yoga y tú

La esencia del yoga es que es un viaje personal y una práctica no competitiva. Va de objetivos individuales y reflexión personal. ¿Qué ideas puedes sacar del yoga que sean aplicables a todos los aspectos de tu tiempo a solas, estés en la postura del perro bocabajo o dando una vuelta por la playa?

- Estés donde estés, relájate y respira hondo.
- De pie, pegada al suelo, fúndete con el planeta Tierra, siente el poder de ser parte de este precioso mundo.
- Muévete con un propósito, no gastes tiempo ni energía en sitios o personas que no te gustan o no necesitas.
- La mirada amable que se usa en yoga puede ser útil para tu vida diaria. Sé consciente del mundo que te rodea, pero céntrate en el papel que desempeñas en él y en cómo te sientes por dentro.
- Deberías competir solo contra tu mejor yo o tu yo del pasado o del futuro. Hazte un lugar en el mundo: no mires constantemente a tu alrededor para ver qué están haciendo los demás.
- En yoga, el instructor nos recuerda una y otra vez que tomemos consciencia de cómo se siente nuestro cuerpo. Hazlo en todo momento. Si te sientes triste, piensa en la causa y en cómo remediarlo. Si estás feliz, descubre por qué y aférrate a ello.
- Durante la clase de yoga se recomiendan descansos si se hace demasiado dura. Si tu cuerpo o tu mente están cansados, está bien descansar y decir que no a ciertas cosas, estés donde estés. Sé tan bueno contigo mismo en la vida real como lo serías en clase.
- Hacer movimientos de yoga te transporta al ahora, al presente. Vivir el ahora es otro modo de reducir tu preocupación por las cosas que no puedes controlar.
- *Namasté*. Me inclino ante ti. La mayoría de las prácticas de yoga terminan con esto, con una expresión de autorreconocimiento, paz y gratitud. *Namasté*.

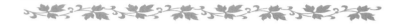

Un futuro fabuloso

El mejor momento para liberar las tensiones y para hacerse a uno mismo algunas preguntas serias es cuando se está a solas en medio de la belleza de la naturaleza, cuando el zumbido constante de tu cerebro se ralentiza por un momento. Analízate una y otra vez cuando tengas tiempo. Aprovecha la fuerza vigorizante de la naturaleza, el libre albedrío y la regeneración constante para mejorar tu propia vida.

1. ¿Me gusto?
2. ¿Me respeto?
3. ¿Soy feliz?
4. ¿Cómo podría ser más feliz?
5. ¿Qué tengo que cambiar o hacer en mi día a día para que eso ocurra?

Lleva un diario de tu rutina

Ha habido momentos en mi vida en los que escribir me ha funcionado como terapia. El mejor ejemplo que puedo dar fue cuando perdí mi anhelado primer embarazo de catorce semanas. Desconsolada, busqué palabras de solidaridad, apoyo y expresión personal. Al no poder comunicarle mi desesperación a mi familia, ni siquiera a mi marido, un bolígrafo y un papel se convirtieron en mis únicas herramientas de supervivencia. Me sentaba en el jardín y escribía innumerables poemas. Después, los rompía en mil pedazos o los leía una y otra vez. Las páginas de mi diario quedaron destrozadas, humedecidas por las lágrimas y cubiertas de garabatos. La autorrevelación fue poderosa; cada frase me permitía procesar y aclarar los sentimientos relacionados con la maternidad y mi pérdida de identidad. No tenía que estar perfecto, ni tenía que editarlo ni compartirlo con nadie.

En ese momento, asistía a clases de narrativa sobre traumas con la doctora Suzette A. Henke, una profesora con la que me sentía a gusto hablando de mi situación personal. Me informó de que había acuñado un término para el proceso de redacción de un diario por el que innumerables personas y yo habíamos pasado: la escritoterapia. La doctora Henke me explicó que llevábamos siglos usando las palabras para curarnos, ya fuera en cartas dirigidas a hermanos, en entradas de diarios o incluso en declaraciones a parejas que nunca se leerían.

Lejos de ser un enfoque egocéntrico e ineficaz para la recuperación, como me había temido yo, la escritoterapia —o escribir un diario— está experimentando un resurgimiento y es popular en la psicología moderna gracias a su capacidad para ofrecer una cura sin confrontaciones y para permitir un acercamiento sin reproches. Escribir puede dar rienda suelta al subconsciente, más incluso que la cura por la palabra de Freud. No se reprime nada porque sentimos que tenemos control sobre la tinta y el papel.

La terapia del arte, como llevar un diario, es otro de los mejores modos de trabajar y resolver pensamientos y emociones. La creatividad permite intuirte, sentirte y entenderte y derriba las barreras que impiden la mejora personal. Coger un bloc de dibujo o un caballete y llevártelo a un lugar en paz en la naturaleza para dibujar o pintar tu dolor utilizando el paisaje y tu imaginación es reparador. Desahogarse sobre el papel con un bolígrafo, un lápiz o un pincel es un refugio, un lugar privado en el que puedes ser tú mismo y comenzar a curarte con sinceridad. ¿Dónde curarse mejor que en la naturaleza, cuando nuestro carácter ya ha mejorado por el aire fresco, las fitoncidas, la vitamina D y la belleza, cuando el arte y la naturaleza se mezclan para remendar un alma rota?

Treva, 38 años

«Tomé la decisión de dejar a mi primer marido hace cinco años. Me refugiaba en el bosque para escapar de la cárcel en la que se había convertido mi casa. Todas las mañanas metía comida en la mochila y me escapaba con un único objetivo: perderme. No veía prácticamente a ningún ser humano cuando estaba fuera. Desde el amanecer hasta el anochecer, descansaba en el bosque. Extendía la manta en el suelo y me tumbaba. A menudo me quedaba dormida durante horas, lo que no podía hacer en casa. Un día, mientras echaba una siesta reclinada contra un viejo álamo en un barranco poco profundo, me despertó un zumbido. Abrí los ojos y me encontré cara a cara con un colibrí de garganta roja. Debió de sentirse atraído por algún color brillante cerca de mi cabeza, porque se pasó alrededor de un minuto planeando a unos pocos centímetros de mi cara. Los colibríes son criaturas maravillosas. Emplean tanta energía durante el día que, por la noche, sus cuerpecillos entran en un estado de letargo para poder recuperarse. Yo hallaba un consuelo similar en el bosque. No tenía que ser nadie ni nada en él. Los olores y los sonidos se llevaban toda la ansiedad de no saber qué iba a hacer después. El después, simplemente, no existía ahí fuera.»

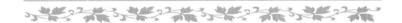

La meditación y yo

Buscar tiempo para meditar no es un lujo. A la larga te ahorrará ratos de preocupaciones y agotamiento, y es tan fácil como quedarte quieto, cerrar los ojos y despejar la mente. La meditación es una palabra especial para las cavilaciones, las reflexiones y las contemplaciones. Hay muchas aplicaciones y vídeos de YouTube que te ayudarán a empezar… y deberías hacerlo pronto. Los científicos de la Universidad de California y de la Escuela de Medicina de Harvard se unieron para comparar los beneficios de cogerse unas vacaciones y meditar regularmente. Utilizaron, de la misma área demográfica, a 64 mujeres de entre 30 y 60 años que habían empezado a meditar hacía poco, y a 30 que llevaban mucho tiempo meditando. Las remitieron a todas al mismo complejo vacacional. Una mitad formaba parte de un programa de meditación y la otra, no. Se hicieron encuestas y extracciones de sangre al principio y al final de los seis días y a los diez meses. Las mujeres que meditaban presentaban menos síntomas de depresión y ansiedad que las que no lo habían hecho, y los análisis de sangre mostraban cambios significativos y positivos relacionados con la función inmunológica y la respuesta al estrés.

MOMENTO MINDFULNESS

Siéntate con las piernas cruzadas en un lugar silencioso que irradie armonía y renovación; idealmente, un lugar tranquilo en uno de los senderos de tu bosque favorito. Cierra los ojos y coge aire profunda y rítmicamente. Ahora imagina que estás conectado con el suelo en el que estás sentado. Piensa que tu cuerpo es una parte del bosque, tus raíces se entrelazan y se hunden en la tierra, entremezclándose con las de otros árboles y plantas. Ahora imagina que te levantan, te estiran y te empujan hacia el cielo, con los brazos meciéndose por la brisa entre las hojas y las ramas que te rodean. Sigue respirando y dedica un momento a darte cuenta de cómo estás unido a este hermoso lugar y la cantidad de fuerza que tienes en tu interior.

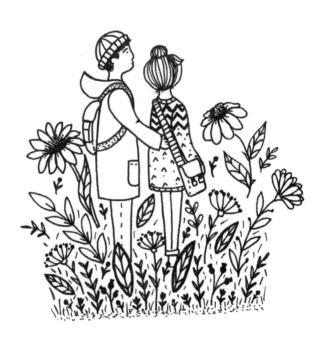

Terapia de campo para parejas

«La luz del sol abraza la Tierra
y la luna besa a los mares:
¿para qué esta dulce tarea
si luego tú ya no me besas?»

Percy Bysshe Shelley

La humanidad siempre ha amado la naturaleza, desde rendirle culto a las estaciones y al tiempo como dioses y diosas de la antigüedad hasta honrar a la Madre Naturaleza hoy en día en círculos de percusión y en parques de esculturas. El apego romántico que nos une al mundo vivo ha servido de inspiración a poetas, novelistas, artistas, dramaturgos, músicos y cineastas a lo largo de los siglos. Los poetas románticos —como los ingleses Byron, Keats, Coleridge, Wordsworth y Shelley— se sentían atraídos artística y filosóficamente por la idea de que existe una conexión profunda entre la naturaleza y el ser humano. Consideraban que la naturaleza es la maestra del ser humano, de Dios y de todo aquello que importa; y que lo urbano no debería subyugar a lo bucólico. Más de doscientos años después, todavía estamos de acuerdo con que la Madre Naturaleza es nuestra mayor musa, nuestra aliada más fiel y nuestra obsesión más dulce. Por ello, no hay duda de que las interacciones entre amantes se tornan más profundas y ricas cuando la Madre Naturaleza forma parte de su historia. La naturaleza mejora la naturaleza humana.

Si te gusta la piña colada...

Sacar tiempo para dedicárselo a la otra persona, sin ningún tipo de distracción, es crucial para una relación de pareja sana y sostenible, y volver a la naturaleza —quitando las telarañas de una relación estancada— puede ser el impulso que necesitáis. Acuérdate de la canción de amor *Escape* de Rupert Holmes, cuyo protagonista, atrapado en un matrimonio que ha sufrido el desgaste del tiempo y la rutina, publica un anuncio en el periódico con la esperanza de encontrar una amante que lo haga feliz de nuevo. «Si te gusta la piña colada y empaparte bajo la lluvia...», canta él, pidiéndole a su amor verdadero que le escriba. Paradójicamente, es su mujer quien responde. También ella está deseando compartir cócteles, tormentas y romances en la playa. Sin embargo, se habían distanciado, habían dejado de salir y de divertirse, y ya no eran felices.

El camino del bosque del amor verdadero nunca ha transcurrido sin obstáculos. Evita que tu vida amorosa se convierta en una canción de moda y toma medidas antes de que sea demasiado tarde. Recibíos con los brazos abiertos y aprovechad lo que la naturaleza os ofrece para reavivar vuestra relación.

Hasta hace muy poco, mi marido y yo habíamos caído en la trampa de pensar que una cita implicaba obligatoriamente sentarnos frente a frente en un restaurante caro y bullicioso, hablando más con el camarero que poniéndonos al día sobre nuestros pensamientos y preocupaciones. Ahora las cosas han mejorado porque preferimos los paseos por el río, la natación y los masajes en pareja como plan de cita; son mucho más íntimos y propios de nosotros. Salir por ahí al aire libre ha supuesto una gran revitalización para nosotros.

Mucho mejor si es fresco (¡el aire!)

Ya sea rodar en un pajar o bañarse desnudos, el aire libre aumenta la libido, ¿a que sí? Un polvo al aire libre puede parecer una buena idea cuando estamos enamorados y nos sentimos atractivos, pero hay normas muy estrictas que regulan la decencia en público, y si las incumples podrías verte con el agua al cuello. ¡Y no sería un baño muy agradable, precisamente! Así que lo mejor es que os comportéis, por favor. Y, si no podéis, al menos, tened cuidado.

¿Qué podéis hacer para llevar vuestro amor de nuevo hacia la naturaleza? Veros sorprendidos por un aguacero y besuquearos empapados por la lluvia es una jugada romántica que nunca pasa de moda. ¡Como es lógico! Andie MacDowell le pone ojitos a Hugh Grant en *Cuatro bodas y un funeral.* «¿Sigue lloviendo? No me había dado cuenta», le dice. De un plumazo, se olvida el matrimonio fallido con un escocés rico y anciano y en la siguiente escena podemos verlos sosteniendo a un bebé. Tener sexo en la playa es un clásico. Tanto es así, que hasta ha dado nombre a un cóctel. Sin embargo, la arena en ciertas zonas nunca es agradable y para muchos es algo demasiado atrevido, pero aquí encontraréis algunas ideas que podríais poner en práctica:

- **Coged una manta**, tumbaos en algún sitio donde podáis ver una gran extensión de cielo y pasad el día en horizontal mientras os relajáis, mirando las nubes. Seguid su desplazamiento lento y suave y buscad formas y patrones. ¿Veis un conejo? ¿Tal vez anillos de humo? ¿Cuántos colores?
- **Contemplar las estrellas** por la noche en un lugar con poca contaminación lumínica es mágico. Buscad estrellas fugaces. Estas han impresionado a la raza humana desde el principio de los tiempos y los antiguos griegos creían que ver una traía buena suerte. Transmitid esa suerte a vuestra relación.
- **Alquilad una bicicleta tándem** y explorad el parque local sobre ruedas. Trabajar en equipo estrecha los lazos y fomenta el respeto.
- **Emprended un proyecto ecológico juntos.** Alquilad un huerto, apuntaos a un club de jardinería o usad vuestro jardín. Florecerán las flores y el romanticismo. Podríais también hacer un álbum de recortes con paquetes de semillas, fotos y dibujos para echar la vista atrás a medida que el tiempo y vuestra relación cambian y florecen de nuevo.
- **Haced una hoguera** en casa o en algún lugar donde esté permitido. Acurrucaros juntos os transportará al territorio romántico hollywoodiense. ¡Chupaos esa, Rock Hudson y Doris Day! Una alfombra de pelo sintético y un

decantador de cristal tallado lleno de brandy son sugerencias adicionales.

- **Cada vez que veas un arcoíris,** llama a tu pareja y dile que pida un deseo. Convertidlo en una tradición. Los deseos pueden provocar un flirteo que os haga sonreír.
- **Apoyaos mutuamente en la subida a la cima** (de una montaña, de una colina, de una ruta forestal enrevesada...) y después paraos a contemplar el paisaje y celebrad lo lejos que habéis llegado. Las nuevas perspectivas siempre son buenas para una relación. Caminar por la misma ruta durante las cuatro estaciones os ayudará a apreciar de verdad los cambios y la belleza del paso del tiempo, así como la evolución de vuestra historia.
- **Emprended un safari sensorial.** Escoged un lugar (un paseo fluvial, una ruta forestal, un paseo marítimo...) y explorad los olores, los sonidos, los colores y los sabores de las sensuales delicias que nos ofrece la naturaleza. Sentid las hojas o los granos de arena, acariciad los guijarros redondeados de la orilla. Un desafío así resulta extremadamente sensual y puede aumentar tu sensibilidad con respecto a todo lo que ves y hueles, incluso con tu pareja.
- **Volved a sentiros como niños sin preocupaciones.** En esos días en los que hace mucho viento en la playa, siempre es una buena idea volar una cometa; un pasatiempo romántico y original que apenas cuesta trabajo pero que siempre nos anima. Construir un fuerte en el bosque con ramas servirá para reforzar vuestras habilidades comunicativas y os proporcionará un lugar en el que poder acurrucaros después. Dibujad grafitis con mensajes de amor de uno al otro en vuestro patio con tiza lavable.

- **Si necesitáis más diversión preparada**, id a un parque, jardín, pub u hotel que tenga un ajedrez o un *jenga* gigantes.

- **Proponeos un desafío estacional.** A medida que se sucedan los cambios en los ciclos vitales, proponeos un objetivo para cumplirlo en los tres meses siguientes: ir de *glamping*, es decir, una acampada de lujo, hacer una carrera de cinco kilómetros, apuntarse a una clase dominical de meditación... Haced cualquier cosa que os comprometa a pasar un rato inolvidable juntos. Al final de cada estación, recapitulad los momentos más destacados, tanto a nivel personal como de pareja. Si algo funcionó muy bien, prometeos repetirlo una vez al año, así iréis estableciendo rutinas agradables para la familia que habéis decidido formar.

- **Coged un flotador o una colchoneta** y flotad juntos sobre las olas del mar o de un lago. Un poco de adrenalina y la necesidad de agarrarse fuerte a alguien revitalizará vuestra vida amorosa. Solo debéis recordar ser sensatos y respetar el mar.

- **Visitad una fábrica de cerveza en el campo** y haced una visita con cata. Relajaos en el patio de la fábrica mientras jugáis al *beer-pong* —encestar pelotas de tenis de mesa en vasos de cerveza— o a cualquier otro juego de beber para echaros unas risas.

- **Recolectad fruta o bayas** en una granja local o id a buscar moras salvajes y elegid las mejores. Podría ser una manera divertida de decirle a tu pareja que sigues eligiéndola. Coged una cestilla de moras y preparad juntos un postre en casa. ¡Riquísimo!

- **Alquilad un descapotable** e id al campo. Paraos a tomar un té con leche y bollos o haced un pícnic en un lugar idílico. Después, volved a casa y daos un baño calentito cuando el sol comience a esconderse.

- **Tened una cita improvisada** después del trabajo, cuando intuyáis una bonita puesta de sol, y tomaos un cóctel al aire libre en un bar cercano que tenga terraza. Comprometeos a no mirar el móvil ni hablar de trabajo. Vivid el momento.

- **Montad una tienda de campaña** en el jardín bajo las estrellas, donde tendréis un baño y una cama cómoda cerca si los necesitáis. Acurrucarse para mantener el calor hace maravillas en lo que a reavivar el romanticismo se refiere. Quizá tengáis que compartir un saco de dormir.

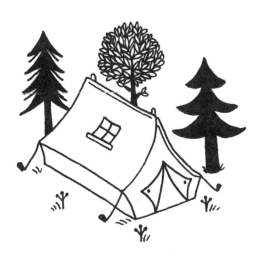

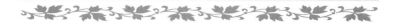

Las diez mejores lecturas románticas

Alquila una barca de remos u organiza una acampada de día en el bosque y déjate llevar por el estímulo de estas novelas: mis historias de amor preferidas. El papel nunca ha desbordado tanta pasión como en estos casos, te lo aseguro. Rodéate de pájaros y abejas (entre las páginas y en el paisaje que te envuelve) y verás tu propia historia de amor desde otra perspectiva. Te recomiendo encarecidamente que le leas a tu pareja pasajes especialmente sensuales y emotivos en voz alta.

- *Lo que el viento se llevó* de Margaret Mitchell
- *El paciente inglés* de Michael Ondaatje
- *Yo antes de ti* de JoJo Moyes
- *La inocencia perdida* de Judy Blume
- *Orgullo y prejuicio* de Jane Austen
- *Bajo la misma estrella* de John Green
- *El diario de Noah* de Nicholas Sparks
- *Cumbres borrascosas* de Emily Brontë
- *El fin de la aventura* de Graham Greene
- *Una habitación con vistas* de E. M. Forster

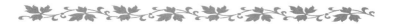

Maridajes naturales

Nos jactamos de ser seres civilizados, pero realmente tenemos mucho que aprender del mundo natural en cuanto al amor, al romanticismo y a la fidelidad. Los animales no tienen tantas discusiones sobre quién fue el último que puso el lavavajillas. No veas cómo algunas criaturas controlan esto del amor. Por algo llamamos «tortolitos» a ciertas parejitas. A esta y otras especies de aves les encanta acurrucarse junto a su pareja y son monógamas hasta que mueren. Otras criaturas que forman lazos de por vida son los murciélagos, los castores, los zorros y las nutrias. Los pingüinos también son monógamos, pero hay que reconocer que sus relaciones felices son posibles porque pasan la mayor parte del tiempo separados. Los flamencos se comportan de manera bastante parecida a como lo hacemos nosotros en las discotecas de adolescentes, en dos grupos separados de chicos y chicas, respectivamente, tratando de llamar la atención del otro con nuestros pasos de baile. Los caballitos de mar se cortejan rozándose la nariz y cogiéndose de la cola. Los lobos se emparejan de por vida y se toman la vida familiar muy en serio: son leales a su manada de lobos, lobas y crías. ¡Menuda magia animal!

Jo, 42 años

«Nunca he perdido el romanticismo de la naturaleza. Cuando tenía diez años, aprendí por primera vez a flirtear con los *boy scouts* en lagos donde se practicaba el remo. Más tarde, durante mi adolescencia, tuve mi primer rollete durante un campamento en el bosque;

nuestra tienda de campaña estaba junto a la de unos chicos muy guapos. Las tenues noches de verano ofrecían miles de posibilidades. A día de hoy sigo sin poder resistir la tentación de pasar unas pocas noches al año en la naturaleza. Por suerte, a mi marido también le gusta. ¡Es muy romántico, lo prometo!»

Hacer de una montaña un grano de arena

Siempre es aconsejable airear las discusiones con aire fresco. Los edificios y las ciudades pueden ser verdaderas ollas a presión para el estrés, la rabia y otras emociones poco saludables. La más mínima molestia se convierte en algo enorme y hacemos una montaña de un grano de arena. Al menos, así lo siento yo. Estar atrapado entre cuatro paredes, o en una calle ruidosa y contaminada, con alguien con quien te has enfadado solo empeora las cosas. Yo me siento atrapada, ignorada, frustrada y ansiosa cuando el mundo que me rodea no nos permite a mi marido y a mí dar un paso atrás, tomarnos un descanso y actuar de una manera positiva para resolver nuestros problemas. Siempre ocurre que, cuando uno de los dos dice al final «Venga, vamos a dar un paseo por el parque o por el río», la tensión se disipa al instante. La bomba de relojería se desmantela poco a poco y, o bien nos olvidamos del motivo de nuestro enfado, o podemos hablarlo más tranquilamente, sin las distracciones del bullicio de la ciudad y con la inspiración del azul del cielo y de los árboles imponentes. Si llevas tus problemas al bosque, haces ejercicio y tomas aire fresco, también es menos probable que os peleéis antes de dormir, algo que no es aconsejable en ningún caso y que en muchas ocasiones puede provocar insomnio.

Cuando encontréis un sitio cómodo y tranquilo en la naturaleza para devolver la paz a vuestra vida amorosa, los siguientes consejos podrán seros de ayuda a la hora de resolver cualquier conflicto con una mayor rapidez:

- No vayas directamente a buscar culpables. Empieza las frases con «yo», no «tú». Si empiezas con frases como «tú has hecho esto» y «te equivocas», tu pareja adoptará una postura defensiva.
- Acordad la posibilidad de tomaros un tiempo separados si la cosa se caldea demasiado. Si estáis en la naturaleza, es fácil encontrar la manera de tomar distintos caminos para calmar los ánimos y después encontraros de nuevo en un terreno neutral, mientras que, si estáis en casa, uno de los dos podría sentirse atrapado.
- El ejercicio físico libera la rabia, así que, si te frustras, no te sientes: camina hasta que se desvanezcan tus problemas.
- Aprovecha todos los recursos. La oxitocina u hormona del placer se libera con el contacto físico. Mejora tu humor cogiéndoos de las manos o echándole el brazo por encima de los hombros, aunque al principio pueda resultar un poco forzado. Si no te apetece darle muestras de cariño, al menos no contestes con tono brusco y lenguaje formal. Usa apelativos cariñosos.
- Sigue las recomendaciones de los capítulos anteriores sobre estar presente y consciente. No saltes o reacciones de manera exagerada si oyes algo que no te gusta. Déjalo reposar un momento, respira, céntrate en algo bonito mientras piensas y responde después. Es como contar hasta diez, pero de una manera más natural y fascinante.

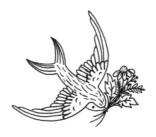

La labia y la seducción natural

Si buscas un rollo y no sabes cómo, tal vez estés pensando en tirar de algunas imágenes naturales («Las rosas son rojas, las violetas azules...») o incluso del recurso clásico de la rosa envuelta en plástico comprada en la gasolinera, pero puedes esforzarte un poco más. Mantén viva la llama regalando ramos naturales de flores silvestres, plantas epífitas, pulverizadores con aceites esenciales, una afiliación a algún jardín local, un paseo por una casa solariega o un parque, un cactus en una maceta de cerámica, una suscripción a una revista de naturaleza, una clase de apicultura, una cámara para grabar la vida salvaje, herramientas de jardinería y regaderas de colores, un par de prismáticos, una hamaca, una lámpara para el dormitorio que imite el cielo estrellado o incluso un vale por un pícnic en el bosque. Si te empeñas en lo de la poesía, mejor que te limites a Wordsworth, el rey británico de la poesía bucólica.

Los afrodisíacos de la naturaleza

Por desgracia no existen las pociones de amor ni los hechizos mágicos, pero los afrodisíacos se les acercan bastante. Puede que tengas más de uno por la cocina de casa. Durante siglos se ha dicho que los ayudantes naturales de Afrodita (la diosa del amor y del sexo del que proviene su nombre) aumentan el deseo sexual cuando se ingieren. ¿Cómo? Los nutricionistas sugieren que estos se caracterizan por su capacidad de disminuir el estrés, aumentar el flujo sanguíneo y hacer felices a nuestros neurotransmisores: tres factores que han demostrado aumentar la libido. Anima tu vida sexual probando algunos de los siguientes alimentos y especias. Aunque no notes los cambios físicos, es posible que, desde una perspectiva psicosomática, te sientas más picante solo por el hecho de saber que estás a punto de ganarte, de manera natural y saludable, un buen rato en el dormitorio.

- El **agua de coco** aumenta la circulación sanguínea y te ayudará a no deshidratarte durante una sesión subidita de tono.
- El **aguacate** se considera una fruta atrevida desde los tiempos de los aztecas, quienes lo llamaban *ahuacatl*, que significa «árbol de los testículos».
- El **ajo** (si ambos lo coméis) puede funcionar como afrodisíaco, ya que contiene alicina, una sustancia que puede aumentar la resistencia.
- La **albahaca,** al igual que el **cardamomo**, aumenta la frecuencia cardíaca y el flujo sanguíneo.
- Las **almendras** son un símbolo bíblico de fertilidad que aún se suele dar en las bodas en nuestros días; son famosas por su olor dulce y atractivo.

- El **apio** contiene androsterona y androstenol, dos sustancias químicas que te ayudarán a resplandecer.
- La **canela** suele subir la temperatura, al igual que el **jengibre**.
- El **chile** provoca la liberación de endorfinas, sustancias que generan satisfacción. El calor que producen hace que se nos hinchen los labios y que nos sonrojemos, dos síntomas físicos que se suelen relacionar con el deseo sexual.
- El **chocolate** es quizás el afrodisíaco más conocido. Contiene feniletilamina, la misma sustancia que el cuerpo secreta durante el sexo, lo que explica por qué a todos nos gustan tanto los bombones.
- Se dice que la **granada** potencia la sensibilidad genital.
- La **miel** favorece la producción de testosterona y estrógenos.
- La **nuez moscada** se usa en la cultura hindú para endulzar el aliento y atraer a la pareja.
- Los **piñones** contienen una alta concentración de zinc, lo que aumenta la concentración de testosterona.
- La **rúcula** les encantaba a los romanos, quienes pensaban que favorecía los encuentros sexuales.
- La **sandía** aumenta la concentración de óxido nítrico, lo que abre los vasos sanguíneos y acelera la circulación. La respuesta corporal a ello puede ser un aumento de la excitación.
- Las **trufas** desprenden un olor que atrae al sexo opuesto, similar al de las feromonas.
- La **vainilla** es un suave estimulante de las terminaciones nerviosas, lo que puede volver el contacto sexual un poco más excitante.

- El **vino tinto**, como era de esperar, desinhibe, actúa como relajante y también aumenta la circulación san-guínea.

Todo está en los ojos

Ah, ¿recuerdas cuando en los inicios de tu historia de amor te encontrabas con la mirada de tu pareja al otro lado de una habitación llena de gente y os dedicabais una sonrisa cómplice? Entonces, ese contacto visual estaba tan cargado de pasión, intimidad y amor que tenías que apartar la mira-da. Seguramente te ruborizabas o, como mínimo, te alboro-taba saber lo que vendría después, aquella noche y en la vida. Sentías cómo te daba un vuelco el corazón cuando te miraba. Ahora, ya no tanto. Tenéis demasiadas ocupaciones como para miraros a los ojos con amor. Tras nueve años de matrimonio y dos hijos, mi marido y yo solo nos mirába-mos si los niños lloraban, si se había derramado leche o junto al congelador del supermercado, en vez de contem-plarnos. Pasábamos más tiempo mirando el móvil que mi-rándonos el uno al otro. Pero, si los ojos son el espejo del alma, teníamos que hacer algo, así que empezamos una nueva práctica:

Mirarse fijamente. Esta práctica de mirar consciente-mente a los ojos de otra persona puede ser incómoda al principio e incluso tras varios intentos, al menos en mi caso. Te retrotrae al patio del colegio y a esos días de com-peticiones de mantener la mirada: «el primero que parpa-dee pierde». Sin embargo, quienes la practican han descubierto que ayuda a recuperar la conexión con la pareja y es fácil aplicarla cuando estás en la naturaleza, con el aire fresco y lo que ofrece el mundo exterior favoreciendo la concentración y el pensamiento positivo. ¿Cómo puedes probarlo?

1. Primero, estableced una intención: ¿qué queréis conseguir o recuperar? ¿Intimidad, electricidad, comodidad? Fijad la palabra en vuestras mentes.

2. Después, poneos frente a frente, sentados o de pie, y cerrad los ojos durante unos instantes para relajaros. Respirad el aire cargado de fitoncidas o la brisa oceánica. Sentid el aire. Quien abra los ojos primero puede esperar en silencio a que la otra persona lo haga.

3. Mira fijamente a los ojos (o al ojo) de tu pareja. Elige entre el derecho y el izquierdo, de lo contrario te sentirás un poco bizco.

4. Quizá te dé la risa al principio, pero no te preocupes. Tal vez llores; tampoco pasa nada por eso. El amor es divertido pero también da miedo.

5. Parpadea siempre que quieras. No se trata de un concurso de aguantar la mirada.

6. Mira de verdad. Fíjate en cómo han cambiado los ojos de tu pareja. Es impresionante cómo podemos estar con alguien a diario y no mirarnos realmente. Yo siempre encuentro una arruga nueva, un brillo o una manchita de luz que cambia de color en los ojos de mi marido. Puedo adivinar si está cansado, triste o nervioso.

7. Aplaudid vuestra valentía compartida. Mirarse fijamente a los ojos es atrevido y nos hace sentir desnudos, sin esca-

patoria. Estamos literalmente cara a cara. Puede que la gente piense que son paparruchas *hippies*, pero debéis ser fuertes (o desear mucho un cambio en vuestra relación) para hacer esto.

8. No te crees expectativas más allá de que vais a pasar tiempo juntos sin distracciones.

9. Incluso treinta segundos recuperando la conexión de verdad con alguien a quien quieres pero a quien no le dedicas tiempo es mejor que nada, pero procura sacar al menos cinco minutos para reavivar de verdad vuestra relación.

10. Intentad practicarlo de manera habitual o cada vez que os sintáis desconcertados por la otra persona. Tratad de mantener la conexión incluso en momentos de estrés y de mucho trabajo. No vayáis directos a la pantalla del móvil nada más acabar.

Solveig, 13 años

«El atractivo inconfundible del verano nórdico ha dado forma a mi vínculo romántico con la naturaleza. Pasé los veranos de mis primeros veinticinco años caminando por bosques encantados, andando de puntillas por suelos cubiertos de musgo y arándanos, que recogíamos y metíamos en el congelador de mis abuelos (siempre teníamos los suficientes para pasar las siguientes tres estaciones). Recuerdo ensartar fresas, una por una, en ramitas finas. Un aperitivo perfecto para un día al aire libre. Esta tierra de cuento de hadas, del sol de medianoche, los fiordos,

el mar, las montañas que escalábamos sin cesar, bebiendo de manantiales de montaña puros y cristali-
nos... Todo esto fue mi primer amor.»

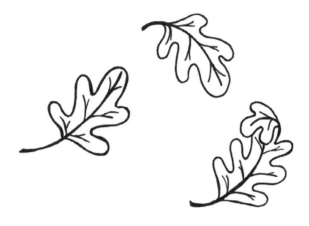

MOMENTO MINDFULNESS

Sentaos espalda con espalda, cogiéndoos de las manos, y cerrad los ojos. No habléis, solo pensad. Retroceded en el tiempo hasta un recuerdo feliz: vuestra primera cita, unas vacaciones inolvidables, el nacimiento de un hijo o un momento divertido de esta misma mañana. Centraos en cómo habéis trabajado juntos en equipo. Pensad en por qué os alegráis de haber compartido esa experiencia con vuestra pareja y con nadie más. Abrid los ojos y contaos vuestros recuerdos y cómo os han hecho sentir.

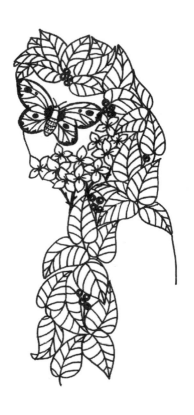

10

Belleza natural

«La vida de cualquiera que la haya vivido de verdad consiste en trabajo, rayos de sol, ejercicio, sopa, mucho aire fresco y un alma feliz y satisfecha.»

Lillie Langtry

Existe una razón por la que la gente invierte el tiempo y el dinero en cremas, pócimas, lociones y maquillaje e incluso en la cirugía plástica, y todo para conseguir un «aspecto natural». Sin embargo, gracias a una vida al aire libre podrás obtener tres atributos físicos de una manera totalmente natural: piel bronceada, mejillas sonrosadas y brillo en los ojos. Cuando das una caminata a paso ligero por la orilla del mar o pedaleas enérgicamente en la bicicleta por un sendero del bosque tienes un aspecto animado, vivo y joven. No pasa nada por aparentar la edad que tenemos, ¿verdad? Pero sí es cierto que lo que queremos es tener el mejor aspecto posible para nuestra edad, porque Dios nos libre de que nos echen más años. La buena noticia es que no nos hace falta recurrir a cremas antiarrugas ni iluminadores. Podemos optar por la terapia del bosque. Para mejorar la cantidad de naturalidad que introducimos en nuestro estilo de vida, nuestra dieta y nuestras prácticas saludables, tendremos que convertirnos en una verdadera piedra preciosa, tanto por fuera como por dentro.

Miss Mundo

Te darás cuenta de que la Madre Tierra ofrece una gran cantidad de embellecedores naturales si logras alejarte de la despiadada luz del espejo del cuarto de baño —y de la autocrítica que tanto fomenta— y sales al mundo exterior. Quítate de la cabeza la idea de ponerte en manos de un cirujano plástico y prueba a tumbarte bajo un edredón de nubes durante una tarde alegre y reconstituyente que te haga sentir y parecer más joven. Piensa en todas esas personas que te resultan atractivas y averigua qué tienen en común: ¿una piel radiante? ¿Una sonrisa cálida? ¿Una frente relajada? No son atractivas porque tengan un determinado peso, edad o color, porque pertenezcan a una determinada clase social, porque lleven un tipo de calzado determinado ni porque vayan cargaditas de diamantes. De hecho, son atractivas porque resaltan y porque refrescan nuestra mirada con su alegría de vivir y su brillo (bueno, y también porque puede que tengan la suerte de ser así por cuestiones genéticas; por supuesto, no podemos luchar contra el ADN). A continuación encontrarás algunas formas en las que esas personas utilizan la Madre Naturaleza como gurú de la belleza. ¿Por qué no las pruebas tú también?

- Cuando te quedas embobado mirando algo hermoso, como el mar, una montaña o un bosque, no te cuesta trabajo sonreír, y lo bueno es que sonreír nos hace parecer más jóvenes. Según se demostró en un estudio, cuando a los participantes se les enseñaban fotografías con personas sonriendo, solían echarles menos años de los que tenían de verdad y decían que parecían mucho más jóvenes que en las fotos en las que esas mismas personas salían con una expresión neutra o de enfado. Aunque al sonreír se formen arrugas en el rabillo del ojo, estas arruguitas se interpretan como líneas de expresión. Además, al sonreír intervienen menos músculos que al fruncir el ceño, lo que a su vez ocasiona menos arrugas a largo plazo. Volverse ecológico y sonreír te quitará años de encima…, y es más económico que el bótox.

- Cuando eres una persona activa y participas activamente en la naturaleza, pasas menos tiempo con el móvil, lo que además es bueno para tu postura corporal. De todos es sabido que los adictos a los medios de comunicación sociales presentan tortícolis y hombros caídos. El Jorobado de Notre Dame no te parece tan elegante, ¿verdad?

- El estrés nos trastoca tanto por dentro como por fuera. La ansiedad empeora el acné, la psoriasis y el eccema. Antes, en los momentos más complicados de trabajo y de mis relaciones, me salían muchas espinillas en la barbilla y ronchas en los tobillos. Desde que aprendí a cuidarme más y cambié mi estilo de vida, ambos problemas han mejorado. Libera el estrés de tu interior al participar a menudo en actividades que potencien el ánimo y que ya hemos mencionado en los capítulos anteriores: largos paseos, meditación en la naturaleza, escribir y maravillarse por lo que nos rodea en uno de nuestros lugares naturales favoritos… ¡Arriba los puntos de belleza y abajo los puntos negros!

- La meditación ayuda a suavizar la mirada y a relajar los músculos faciales, lo que a su vez alisa las líneas ocasionadas por la tensión y hace que parezcas más descansado.
- El sueño profundo es preciso para tener un aspecto mucho más juvenil y relajado, por lo que trata de regular tu ritmo circadiano tomando mucho aire fresco durante el día y vincula de manera natural tu reloj biológico con los ciclos naturales del sol y de la luna. Mientras duermes, el cuerpo aprovecha para recuperarse y para reparar los daños que hayan ocurrido en el ADN durante el día. Establece algún ritual más relajante a la hora de irte a la cama (algo de meditación, un baño prolongado con agua caliente, una taza de manzanilla, un ramillete de lavanda y un libro) en vez del *pack* típico de película, vino y palomitas.
- Beber mucha agua no depura la piel directamente, pero sí contribuye a la salud de tu estómago, lo que ayuda, a su vez, a la salud de la piel. Es el mejor hidratante de la naturaleza y es la opción más lógica a la hora de ir de senderismo por el bosque o de dar un paseo por el parque.
- Las personas que están comprometidas y conectadas con el mundo que les rodea viven más tiempo, son más felices y están más sanas; todo lo necesario para que puedas brillar.

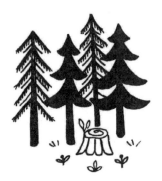

¿Cómo nos embellecen las fitoncidas?

La terapia del bosque y las fitoncidas no solo harán que seas más feliz, amable, hábil y enérgico o que estés menos estresado (¡toma ya!), sino que, por si esto fuera poco, también contribuirán a que te veas más espléndido. ¿Que cómo puede ser eso? Pasar tiempo entre los árboles realza tu belleza de diversas formas. Mejora los hábitos de sueño (adiós a las ojeras y a las bolsas) y ofrece una gran cantidad del maravilloso oxígeno, el ingrediente de moda en los balnearios ahora mismo. El oxígeno tiene un efecto antibacteriano y antiinflamatorio y estimula la producción de colágeno, lo que nos proporciona ese brillo que tanto anhelamos. En vez de gastar una fortuna en mascarillas, maquillaje y tratamientos en salones de belleza, puedes conseguirlo de manera gratuita al respirar oxígeno profundamente durante un paseo tranquilo por un sendero del bosque, lejos del aire tóxico de las carreteras y las aglomeraciones. No obstante, y quizás, sea lo más importante, la terapia del bosque y su dosis elevada de fitoncidas te embellece el alma con su impresionante hermosura, que elimina de la mente, del cuerpo, del alma —y también de la cara— lo gris de la contaminación urbana y la falta de brillo de la rutina de la ciudad.

Nic, 29 años

«A menudo, incluso durante los días nublados del invierno londinense —sobre todo durante esos días, de hecho— cambio el gimnasio por un entrenamiento en el parque. Me encanta la inyección de endorfinas que me levantan el ánimo, me sonrosan las mejillas y me hacen sentir satisfecha, fuerte y estoica. Tengo la suerte de trabajar cerca del Regent's Park de Londres y en verano me gusta descalzarme, caminar y sentir la hierba entre los dedos. Esto me recuerda que hay todo un mundo fuera de la oficina con aire acondicionado, lo que me ayuda a ver los problemas laborales con perspectiva. No hay una estación en la que salir al exterior no mejore mi mundo mental y físico. Me siento fuerte y ágil, comprometida de una manera enérgica y atractiva.»

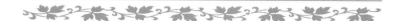

Verde que te quiero verde

Tu madre se pondrá muy contenta si empiezas a comer verduras, y tu régimen de belleza también se alegrará. Las verduras ricas en fibra como el brócoli, la lechuga o las espinacas ayudan a limpiar los dientes de manera natural porque evitan que se pegue la placa. Una dieta rica en verduras de hoja verde le dará vida a tu cara, puesto que los carotenoides (pigmentos provitamínicos presentes en frutas y verduras), que son muy abundantes en este tipo de alimentos, mejoran el color de la piel. Fíjate el objetivo de tomar tres raciones de verduras al día para tener un cutis bonito.

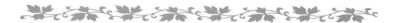

Cara de fruta y piel de ensalada

Sabemos que consumir alimentos integrales orgánicos nos aporta un impulso interno, ya que nos carga de vitaminas, minerales y antioxidantes que, a su vez, nos embellecerán por dentro y por fuera. Pero ¿qué ocurre si nos aplicamos lo que contiene el frigorífico en la cara directamente? ¿Es posible recrear la generosidad de los productos orgánicos ingeridos si se utilizan como una mascarilla casera para la cara, el pelo o los ojos? ¿Puede que al cubrir las arrugas con coco la gente se vuelva loca por tu nuevo aspecto más joven? ¿Cabe la posibilidad de que los utensilios de la cocina nos ayuden a ahorrar mucho dinero en voluminizadores y rellenadores? ¡Sí! De hecho, existen hasta tratamientos tópicos para combatir las lesiones de la piel causadas por las condiciones climatológicas adversas del invierno y por la sequedad del sol del verano. Echemos un vistazo a la despensa de la Madre Naturaleza: ahí encontrarás muchos recursos rápidos, económicos y alegres que te harán deslumbrar tanto como el mismo sol.

- El **aceite de coco** tiene un efecto antimicótico, es superhidratante y rico en antioxidantes.
- El **aceite de semillas de uva** contribuye a la hidratación rápida ya que la piel lo absorbe con mucha facilidad.
- El **aguacate** es rico en minerales que protegen la piel y estimulan su crecimiento, como el cobre, el hierro o el calcio. También tiene un alto contenido en vitaminas A, B y E, que hidratan la piel y proporcionan un aspecto mucho más fresco.

- Las **almendras** molidas son un exfoliante excelente para la cara y el cuerpo.

- El **azúcar** de la dieta no es bueno para nuestro aspecto físico, pero su ácido glicólico es maravilloso como exfoliante corporal.

- Las **bayas de Açaí** son ricas en antioxidantes, aminoácidos y ácidos grasos esenciales.

- El **cacao en polvo** es un antioxidante que contribuye a la protección y la hidratación de la piel.

- Las mascarillas elaboradas con **calabaza** ayudan a reducir los signos del envejecimiento gracias a la mezcla de betacaroteno, vitamina A y zinc presentes en esta verdura.

- Se cree que la **canela** tiene un efecto rellenador en la piel y contribuye a tratar el eccema gracias a su gran contenido en antioxidantes.

- La **cúrcuma**, utilizada con mesura por su intenso color naranja, se puede aplicar sobre la piel para reducir el acné y la psoriasis y, según se rumorea, actúa como antiarrugas. Además, se sabe que esta especia tiene propiedades medicinales antiinflamatorias.

- Una fuente de vitamina C y una producción natural de ácido hidroxi: así son las **fresas**, que te ayudarán a iluminar el rostro.

- Los **granos de café**, gracias a la cafeína, actúan como un exfoliante que mejora la circulación.

- La **harina de arroz integral** abre los poros y suaviza la piel.

- La **harina de avena** es un fantástico exfoliante suave.

- Los **huevos**, enteros o solo la clara, aportan firmeza y tonifican e hidratan la cara.

- El zumo natural de un **limón** recién exprimido cierra los poros, neutraliza la grasa de las manchas y aporta a la cara una luminosidad resplandeciente.
- La **miel** tiene propiedades antibacterianas que proporcionan una sensación de limpieza y cicatrización.
- La **naranja** (ya sea pelada o con cáscara, o su zumo) aumenta la concentración de colágeno, que tiene un efecto rellenador y da un aspecto más juvenil.
- Un mejunje hecho con aceite de oliva y **perejil** cortado muy finamente compensa la decoloración de la piel.
- La **piña** es rica en vitamina C y en la enzima bromelina, que tiene acción proteolítica (deshace las proteínas); funciona como una mascarilla facial que aumenta la concentración de colágeno.
- El **plátano** potencia la hidratación y elimina las células muertas de la piel.
- Disuelve un poco de **sal** en **aceite de oliva** para obtener un exfoliante corporal muy eficaz; eso sí, no lo apliques directamente en los cortes (¡cómo escuece!).
- El **té verde**, en forma de infusión o de hojas, reduce la inflamación de la piel.
- El **vinagre de sidra de manzana** elimina el exceso de suciedad gracias a los ácidos alfa hidroxi.
- Aplicar un **yogur griego** natural y orgánico sobre la piel ayuda a reparar los daños causados por el sol gracias al ácido láctico.
- Las **zanahorias** (al vapor, machacadas y enfriadas), aplicadas mediante una mascarilla facial, estimulan la renovación celular.

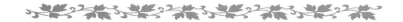

Cinco potenciadores rápidos de belleza de tu despensa

1. Mezcla dos partes iguales de agua con una de **vinagre de sidra de manzana** y aplícalo sobre la piel con un algodón para abrir los poros y limpiarlos. Déjatelo puesto todo el día.

2. Mezcla dos partes iguales de agua con una de **zumo de limón recién exprimido** y aplícalo sobre la piel con un algodón para limpiar y aportar más luminosidad a la cara. Déjatelo puesto todo el día.

3. Aplica con suavidad **60 ml de aceite de oliva** sobre la cara y déjalo reposar toda la noche como si fuera una mascarilla hidratante.

4. Corta dos rodajas de **pepino** refrigerado y colócalas sobre los ojos durante diez minutos para reducir la hinchazón de los ojos.

5. Enfría una **bolsita de manzanilla** que ya hayas utilizado y colócala en cada ojo durante diez minutos para tonificar y aportar firmeza a la piel.

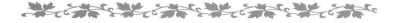

Recetas para una belleza natural

Prepárate para estar irresistible gracias a estos iluminadores del jardín:

Saborea este exfoliante facial

Limpia y exfolia la piel muerta y cualquier señal de melancolía con este limpiador que te iluminará la piel:

- 1 cucharadita de zumo de limón recién exprimido
- 1 cucharadita de miel
- 1 cucharadita de mezcla de avena (véase el «Consejo» que aparece a continuación)

Incorpora todos los ingredientes en un cuenco pequeño y luego calienta la mezcla en la palma de la mano. Aplasta la mezcla conforme la aplicas en la cara y en el cuello. Déjala durante unos cinco minutos o hasta que se seque. Enjuaga con un paño o con una toallita y agua caliente; después, hidrata como siempre o aplica una mascarilla.

Consejo. Prepara una mezcla de avena abundante para hacerte un exfoliante facial: añade un puñado de copos de avena en el vaso de la batidora mientras lo mezclas todo hasta que quede bien fino. Consérvala en un recipiente hermético.

Mascarilla facial para chuparse los dedos

Rellena y aporta luminosidad a la cara con esta mascarilla casera que tiene una pinta tremenda:

- 1 aguacate pequeño
- 1 cucharada de miel
- 5 fresas

Tritura y mezcla en un cuenco pequeño todos los ingredientes con la ayuda de un tenedor. Deja reposar la mezcla durante dos minutos. Aplícala presionando de manera uniforme por toda la cara y déjatela puesta durante unos diez minutos. Enjuaga con un paño de muselina o con una toallita y agua caliente; después, hidrata como siempre.

Deliciosa mascarilla capilar

Cubre las puntas del cabello con esta mezcla para hidratar, alisar y aportar brillo a tus rizos:

> 1 cucharada de aceite de coco
> 1 cucharada de aceite de oliva

Mezcla los aceites en un cuenco pequeño y luego échalos poco a poco en el pelo empapando solo las puntas secas. Deja que actúen durante veinte minutos. Lava el pelo con champú y acondicionador y, después, sécalo y péinalo a tu gusto.

Baños relajantes

Haz de la hora del baño una agradable experiencia donde los siguientes suavizantes naturales aporten beneficios a la mente, al cuerpo y al alma. Las sales de Epsom son un buen punto de partida. A continuación, añade una cantidad generosa de cualquiera de los siguientes elementos en la bañera o mézclalos todos para disfrutar de un apetecible baño de mejora personal:

- El **jengibre** fresco, cortado y colocado en la bañera, sirve para eliminar toxinas.

- Un buen chorro de **leche** aporta propiedades suavizantes y exfoliantes.
- La **lavanda**, conocida como el aceite de las flores, contribuye a la relajación de la mente y de los músculos.
- La **avena** calma la piel irritada o enrojecida.
- El **té verde** en la bañera, ya sea directamente en forma de hojitas o en bolsita, va bien para tonificar el cuerpo.
- La **miel** tiene efectos hidratantes.
- El aceite de **coco** suaviza la piel.
- Los bonitos pétalos de **rosa** flotantes presentan un efecto antibacteriano y antiinflamatorio.
- Un chorro de **champán** o de **vino tinto** en la bañera da un buen golpe de efecto gracias a sus polifenoles, que reducen la rojez y la inflamación de la piel.
- Las hojas de **menta** y de **eucalipto** en el agua sirven para despejar las fosas nasales.
- Un ramillete de **romero** ayuda a despejar la mente.
- Añadir un par de **clavos** contribuirá a liberar el estrés.
- Unas gotas de **vainilla** son un dulce que alivia el estrés.

Levanta, levanta, los pajarillos cantan

Empieza la mañana de la mejor manera con una ducha estimulante con una de las formas de despertarse más naturales que nos ofrece la naturaleza: el contraste con una ráfaga de agua congelada primero y después con agua caliente y un buen chorro de gel de ducha que contenga menta, eucalipto, melón, limón, lima, citronela o pomelo.

Ponte protector solar

Lo más importante que debes hacer cuando adoptas una vida que integre la terapia del bosque y el exterior en sí es ponerte protector solar, debido al riesgo de cáncer de piel. Además, también es lo más importante que debes hacer para reducir la aparición de arrugas, pliegues, manchas de envejecimiento y decoloración, que son los resultados visibles de la incidencia de los rayos ultravioleta sobre la piel. El sol siempre está fuera, aunque esté nublado, lo que también es beneficioso porque necesitamos vitamina D. Se recomienda tomar el sol directamente al menos unos quince minutos tres veces a la semana para mantener recargados los niveles de vitamina. Para eso, basta con que te acostumbres a echarte una crema hidratante a diario que incluya un factor de protección solar.

Esensacional

No solo querrás aprovechar los recursos de la Madre Naturaleza para sentirte bien y para tener un buen aspecto, sino oler bien, tan bien como un jardín en un día de primavera, el césped recién cortado o la brisa del mar. Sin embargo, no siempre contamos con las feromonas producidas de manera natural para que nos echen una mano. Así pues, ¡viva el matrimonio entre la naturaleza y la ciencia! Ahora, las fra-

gancias tan agradables del mundo exterior se han condensa-
do en frasquitos y aceites para que nuestras fosas nasales (y
las de los que nos rodean) disfruten todo el día. Encontrarás
disponibles en Internet y en las tiendas de tu ciudad muchos
perfumes naturales, que no contienen el alcohol fuerte y
seco de algunos mejunjes químicos.

Escoge una de las siguientes fragancias dulces que se encuentran en la naturaleza para completar tu ser divino.

- **Amaderada.** Para una fragancia a tierra y musgo, prueba
  un perfume con algunas notas de cedro, sándalo, pachulí
  o musgo del roble.
- **Aromática.** Para un aroma dulce y especiado, prueba un
  perfume con notas de romero, tomillo, menta, estragón,
  canela, clavo, jengibre o cardamomo.
- **Cítrica.** Para un aroma fresco y fuerte, prueba un perfume con notas de limón, lima, naranja, pomelo, mandarina o bergamota.
- **Floral.** Para un aroma romántico y suave, prueba un perfume con notas de lirio del valle, rosa, jazmín, nardo, vio-
  leta, clavel, gardenia o azahar.
- **Oceánica.** Para un aroma ligero y etéreo, prueba un perfume con notas de aire de montaña (por desgracia, sintético), ropa limpia, brisa del mar o bruma marina.
- **Verde.** Para un olor armónico y fresco, prueba un perfume con notas de hierba y hojas verdes.

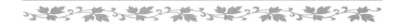

Maquillaje de la Madre Naturaleza

- Tíñete los labios con frambuesas.
- Pellízcate las mejillas (funciona).
- Dales brillo a tus labios con aceite de granada.
- Unifica el color de tu piel con aceite ylang ylang o flor de flores (y di adiós a la base de maquillaje).
- Elimina cualquier rojez con gel de aloe vera (y despídete del corrector).
- Seca los granitos con aceite del árbol del té.

Un bosque de ejercicios

La práctica habitual de la terapia del bosque (o de la terapia de la playa o de la montaña) te aportará los beneficios antienvejecimiento del aire fresco y la capacidad de poder desestresarte y relajarte. Asimismo, te ayudará a estar en forma y a gozar de una buena salud. De hecho, hay una razón por la que los terapeutas del bosque se refieren a los bosques como el «gimnasio verde» y al río o al lago como el «gimnasio azul». Los beneficios de la actividad física, aunque se trate de un ejercicio suave como el que se fomenta en esta obra, por ejemplo, caminar, nadar, hacer yoga o estirar, se ven maximizados cuando se realizan al aire libre. El ejercicio suave en el exterior ayuda a controlar la grasa corporal, a tonificar los músculos y a fortalecer los huesos igual que si estuvieras en esa cinta tan aburrida o en una sala gris de musculación haciendo pesas. Tal y como se ha demostrado en las diversas investigaciones, salir fuera a tomar el sol siempre que sea posible aumenta la quema de grasa localizada en el estómago.

La dosis de aire fresco también contribuye a que duermas mejor. Dormir bien entre siete y ocho horas de forma habitual ayuda a regular los niveles de azúcar en sangre y a mantener el equilibrio entre el hambre y las hormonas del apetito. Todos sabemos lo que es ir directos a por los *donuts* o a por un café colmado de azúcar después de trasnochar. Gracias a un enfoque saludable de terapia del bosque centrado en el aire fresco, una vida sana y el sueño ya no caerás más en la tentación.

Hacer deporte al aire libre mejora la circulación, lo que aporta a la piel ese brillo cálido y ese aspecto sonrojado y natural que tanto buscamos a medida que envejecemos.

El ejercicio regular tiene un efecto positivo en los telómeros. ¿De qué hablamos? Se trata de paquetes de ADN que se encuentran en los extremos de los cromosomas. Cuanto más largos son, menor es la probabilidad de que padezcas alguna afección como obesidad, diabetes, demencia o una enfermedad cardiovascular. Algunos estudios han demostrado que hay personas activas que presentan cromosomas con la misma longitud que algunas que tienen diez años menos pero son más sedentarias. Retrasar el reloj biológico dando una vueltecita alrededor del parque es una forma bastante sencilla de revivir tu juventud tanto por dentro como por fuera, ¿no?

La Madre Naturaleza nos ha proporcionado una zona de juegos formidable en la que poder explorar y estar activos, lo que reduce la pereza y el letargo, y convierte el ejercicio en una aventura en lugar de una obligación. Como ya he comentado antes, y lo digo muy en serio, no soy una fanática del deporte. Mi postura natural es estar sentada, con un libro, bajo un árbol. Pero cuando estoy ahí fuera y camino por la orilla de una playa bonita o subo una colina exuberante para obtener una vista panorámica de esas que te dejan con la boca abierta, no me doy cuenta ni del esfuerzo ni de la energía que he invertido. Estoy demasiado ocupada disfrutando de los aspectos agradables y reconstituyentes de mi vida *friluftsliv*.

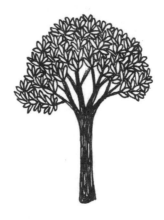

MOMENTO MINDFULNESS

Haz una serie de estiramientos faciales mientras te das un baño con la bañera llena hasta el borde y añade algunos de los elementos embellecedores mencionados en este capítulo. Libera la tensión y la presión mediante una serie de ejercicios faciales, movimientos que te harán sentir bien. Abre la mandíbula, estírala, ciérrala y repite el ejercicio diez veces. Después, arquea las cejas, frunce el ceño y repítelo diez veces. Luego, inclina la cabeza hacia atrás para mirar al techo y frunce los labios en un beso de manera exagerada como si fueras a besar el cielo y repítelo diez veces. No es que te vayas a ver más atractiva al hacer estos ejercicios, pero te sentirás bien contigo mismo y te ayudarán a eliminar esas tensiones faciales que tanto envejecen.

11

Comida, gloriosa comida

*«Uno no puede pensar bien, amar bien ni dormir bien
si no ha comido bien.»*

Virginia Woolf

La parte de atrás de la casa de mi hermano y de mi cuñada da
a un huerto situado en Kent, conocido también como el jardín de Inglaterra. Todos los años, en primavera y en verano,
el paisaje, rodeado de granjas en el que destaca de vez en
cuando algún que otro campanario o el típico secadero de
lúpulo inglés, cobra vida gracias a sus frutos, bayas y verduras. Cada tarde, cuando mi sobrina y mis sobrinos vuelven
del colegio, se dan un buen festín con todas esas frutas maduras. Corren desbocados desde la casa para coger los rubíes de
los árboles y los arbustos espinosos. Vuelven saciados, con los
dedos y la lengua de color rojo por el atracón que se han dado
en el bosque y con los brazos cargados de manzanas, peras,
cerezas y ciruelas para preparar alguna tarta o mermelada.
En otoño y en invierno, llenan cestos de habas, repollos y ce-
bollas para añadirlos a los sustanciosos guisos y caldos.

Es una manera idílica de crecer, de ser conscientes de la
evolución del campo a través de sus ciclos de producción y

recolección y de los diferentes regalos que nos ofrece cada temporada. No obstante, ser conscientes de todo esto es algo a lo que todos podemos aspirar, con o sin huerto. Llevar a nuestros platos los colores, los aromas, los beneficios saludables y la belleza de lo silvestre, decorar nuestras mesas con centros de flores y pétalos preciosos, es invitar a la Madre Naturaleza a tomar asiento en la mesa mientras nos damos un capricho con uno de los mayores placeres de la vida: la comida.

Originalidad al aire libre

Seguro que la comida favorita de la Madre Naturaleza es un pícnic, ya que es el momento en el que puede participar en la experiencia culinaria. Sin embargo, los humanos se suelen hacer una idea de pícnic distinta a lo que luego ocurre en la realidad: bocadillos con el pan blando, avispas que incordian todo el rato, ortigas que pican, aves que van a por la comida, charcos de barro y plastas de vaca, chaparrones repentinos o un sol sofocante. Comer fuera no es siempre sinónimo de un prado hermoso y un bonito cesto de madera. Aun así, si lo planificas con antelación, aumentarán las posibilidades de hacer que tu vida sea un pícnic y de disfrutar del mundo exterior en vez de despreciarlo.

1. **Escoge un lugar que te levante el ánimo,** lejos de los caminos más trillados: un rincón tranquilo de un parque urbano, una cala sin turistas o una montaña con

unas vistas magníficas. Eso sí, sé práctico, sobre todo si tienes niños. ¿Hay algún baño cerca? ¿Tienes que llevar la comida desde un aparcamiento que está lejos, pasar por muchos recovecos y bajar escalones, intentando no tirarla? ¿Hay personas mayores que no estarán cómodas en una manta sobre el suelo? ¿Tienes que cargar con sillas portátiles?

2. **Protege la comida.** Invierte en una manta con un reverso impermeable. Intenta preservar la frescura de los alimentos con termos, recipientes y embalajes apropiados. Si el tiempo está revuelto, lleva botas de agua y paraguas. Un paraguas de los grandes, como los del golf, sirve para resguardar a varias personas a la vez. Prepárate también para todo lo contrario con protector solar, sombreros y gorras, gafas de sol y mucha agua. ¡Que no se te olvide el repelente! Siempre hay que llevar un repelente de insectos, independientemente del tiempo que haga.

3. **Preparar y planificar la comida** es la parte más divertida, pero no te olvides de todos los utensilios y las provisiones que necesitas para elaborar una buena comida: una tabla pequeña para cortar, cubiertos, servilletas, vasos con aislamiento, condimentos y salsas (sal, pimienta, kétchup) y bolsas para tirar la basura. Si has planificado un pícnic al atardecer, no olvides velas y mantas. Más de un pícnic estival se ha ido al traste por no haberse acordado del sacacorchos para abrir una botella de vino.

4. **Ir a lo rápido también está bien.** Acude a un mercadillo o a una tienda de delicatesen y compra todo de una sentada para llevar. En los meses de verano sobre todo, encontrarás una gran variedad de productos de pícnic en las tiendas. Panaderías y tiendas de granja tienen cosas deli-

ciosas y saben qué es lo más indicado para que no se te ponga blando ni rancio después de un par de horas al aire.

5. **Cuando terminéis de comer**, podrás ponerle un broche de oro al día si planificas un par de actividades divertidas. Echa una cometa, un disco volador, bolas de petanca, un bate y una pelota, un bumerán, redes de pesca si vas a estar cerca de algún río o lago (así como calzado impermeable), un altavoz portátil para relajarte y una baraja de cartas. Si tienes niños, llévatelos de aventura. A mis hijos y a sus amigos les encanta cazar osos, brujas y fantasmas, y las misiones de espías secretos.

6. **Come, bebe, juega, relájate** y, después, deja el lugar tal y como lo encontraste, recoge la basura y no la dejes allí aunque no haya papeleras.

Delicias en flor

Durante siglos, comer flores —algo que se cree que comenzó en China hace más de tres mil años— se ha convertido en una forma lujosa de decorar la cena, compartir un placer o llevar los poderes curativos de la naturaleza directamente a la mesa en Gran Bretaña. En la época medieval, los herbolarios integraron las flores comestibles en los elixires, las pociones y los medicamentos, creyendo que curarían una gran cantidad de enfermedades. En la época isabelina, John Gerard, autor de una obra autorizada sobre flores comestibles denominada *The Herball* o *Generall Historie of Plantes* (Herbario o Historia general de las plantas), escribió: «Un sirope hecho a base de flores de borraja consuela el corazón, elimina la melancolía y tranquiliza a una persona lunática». Más tarde, durante la época victoriana, los caballeros que cortejaban regalaban cajas de violetas azucaradas a sus amadas en señal de su amor eterno, su anhelo y sus buenas intenciones.

Según algunos estudios científicos modernos, nuestros antepasados ya sabían de qué hablaban y sabían que las plantas y las flores eran beneficiosas para la dieta y no solo para resaltar el aspecto de nuestro sustento con su belleza. Por ejemplo, en un estudio con plantas de borraja —a la que Gerard se refería en su obra como la flor con forma de estrella— se descubrió que había una sustancia química que generaban las flores y que, tras consumirla, estimulaba las glándulas suprarrenales y, por tanto, aumentaba la producción de adrenalina. Es un energizante, sobre todo cuando estamos cansados, y nos hace más capaces de manejar las situaciones más complicadas. No es de extrañar que en la época romana la planta de la borraja fuera conocida como la «hierba del valor» pues se le daba a los soldados antes de una batalla; normalmente se añadía su poder floral al té o al vino.

Sin embargo, no todo es de color de rosa. También tienes que tener cuidado y saber qué pétalos vas a echar en la olla. Algunas flores pueden hacerte enfermar, ya que contienen pesticidas u otras sustancias químicas. Por tanto, arráncalas con responsabilidad y nunca ingieras flores que se hayan criado al lado de una carretera. Antes de probarlas, identifica tanto la planta como la parte de la planta que es comestible. Con las flores comestibles es preciso recordar que menos es más, ya que ingerir flores en exceso puede ocasionar dolores de barriga.

Dicho esto, en la actualidad experimentamos un resurgimiento de las flores en restaurantes y centros turísticos. Es-

cribo este capítulo desde un rancho con granja y huerto ecológico en el corazón de Texas. Aquí se cultivan praderas
repletas de flores silvestres —junto a diecisiete hectáreas de
huertas, huertos de frutos del bosque y campos de cultivo sin
hormonas, fertilizantes ni pesticidas— para cautivar a los
comensales amantes de lo natural que pasan por aquí para
darle un tiento sabroso al estado de la estrella solitaria. Las
flores de acedera, romero, pepino y calabacín compiten para
ser las más lustrosas en el plato. Es inevitable sonreír cuando
el almuerzo viene acompañado de un ramillete. Aquí encontrarás algunos pétalos populares que no son tóxicos y que
dan un buen sabor o buena imagen a cualquier plato:

- **Acedera o vinagrera.** Utiliza este ingrediente en pasteles
  y tartas en lugar del limón para aportar un toque exótico
  a frutas cítricas. Perfecta para ensaladas y salsas, así
  como para echarla sobre la pizza.
- **Aciano.** Estas flores delicadas de color azul pálido embellecerán tus platos, aunque su sabor sea bastante soso.
  Son más apropiadas para decorar que para aportar sabor.
- **Boca de dragón.** Con un gusto al que hay que acostum-
  brarse, esta flor añade un sabor amargo, pero un aspecto
  muy atractivo.
- **Caléndula.** Tiene pétalos naranjas y amarillos que son
  un poco amargos. Se suele utilizar en la homeopatía para
  tintes, cremas, tés y ungüentos para las heridas, ya que la
  flor acelera la cicatrización y evita la infección.
- **Clavel.** Estas flores, que normalmente se encuentran en
  los jardines pintorescos de las típicas casas de campo in-
  glesas, se suelen emplear como elementos de decoración
  para pasteles y tartas, pero también son apropiadas en

forma líquida. Prueba a añadirlas a cualquier cóctel veraniego para experimentar una explosión de color.

- **Flox musgoso.** Se trata de la especie *Phlox subulata*, no de la *Phlox drummondii*, que es comestible. No las confundas, porque tu estómago será el que salga perdiendo. Tiene un gusto picante, genial para añadir sabor y color (blanco, rojo, morado o rosa) a la comida.

- **Fucsia.** Con un sabor un poco ácido en boca, su color brillante y llamativo y la forma elegante que tiene la convierten en una flor perfecta para decorar. Tanto las flores como los frutos son comestibles.

- **Hibisco.** Tiene un sabor parecido al de los arándanos pero con un toque a cítricos. Seca las hojas para prepararte un té refrescante y utiliza los pétalos con moderación como guarnición para ensaladas.

- **Madreselva.** Hagas lo que hagas, no te comas los frutos: son venenosos. No obstante, las flores, como te podrás imaginar por su olor tan divino, tienen un sabor a miel muy dulce.

- **Pensamiento.** Se trata de una flor de principios de la primavera que se emplea en centros florales y en la decoración de tartas y pasteles.

- **Prímula o primavera.** Estas flores son un poco dulces y añaden una nota de color a las ensaladas y a los platos fríos. También se pueden emplear en escabeche o fermentarse como el vino.

- **Rosa.** Se trata del adorno clásico para tartas y pasteles, sobre todo en bautizos y bodas. Se puede aprovechar el perfume para el relleno de tartas, pasteles, helados y glaseados. Añade los pétalos a un almíbar a base de azúcar, hiérvelos y déjalos en remojo durante toda la noche; después, escúrrelos.

- **Taco de reina o capuchina.** Dentro de esta flor con forma de bocina encontrarás un néctar dulce que espera ser succionado y estrujado. Sus pétalos brillantes se pueden utilizar como guarnición para ensaladas.
- **Tulipán.** Una delicia decorativa con pétalos fuertes y grandes que se pueden emplear como recipientes para salsas, mermeladas y mousses.
- **Viola.** Estas flores parecidas a los pensamientos pero más pequeñas son tan coloridas y sabrosas como estos y están disponibles en otoño y a principios de invierno.

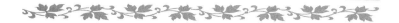

Piensa antes de beber

Mejora tu vermú. Congela algunas flores, frutas y frutos del bosque comestibles (incluso hierbas como las hojas de albahaca) y añádele un par de cubitos de hielo a tu copa para disfrutar de una bebida de aire fresco y salvaje. ¿Quieres ir un paso más allá? En una bolsa, congela pétalos y hojas por separado (asegúrate de que no sean tóxicas) y luego añádelos directamente a tu bebida divina. Unos cubitos de hielo de infusión con unas hojas o unos pétalos también harán de cada sorbo frío una experiencia elegante y deliciosa.

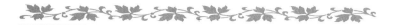

Disfruta de cada temporada

Comer no consiste simplemente en atiborrarte y llenarte el buche, sino que desempeña un papel esencial en el arte de la celebración, la felicidad y la conexión, y puede ser de lo más memorable y delicioso cuando se combina con el aire libre. Por tanto, además de lo que sirvas, piensa también en cómo lo vas a servir. Haz del comer una ocasión especial utilizando cada estación como una guía para diseñar las comidas —ya sea un pícnic romántico o un encuentro familiar— con personalidad, gracia y comodidad.

Aventuras primaverales

- Si vas a imprimir unas invitaciones para un evento especial, hazlo en papel decorado manualmente con flores primaverales prensadas.
- Aprovecha la brisa primaveral y cuelga campanillas tibetanas, atrapasueños y abalorios por todo el jardín o debajo del árbol en el que vayas a organizar el pícnic.
- Ata cintas de colores llamativos alrededor de los troncos de los árboles donde os vayáis a reunir.
- Saca la Vaiana aventurera que llevas dentro y ponte flores frescas en el pelo. Serás el mejor anfitrión y, por supuesto, el que dé la nota hortícola.
- Un ramillete de flores frescas sobre cada servilleta aportará un toque muy especial.
- En vez de arreglos florales, ¿por qué no colocas algunos cuencos con frutas ácidas como limón, granada, lima o naranja?

- Los cuadritos vichy en tonos pastel nos traen recuerdos de las visitas al campo y a la granja cuando éramos niños, durante la temporada de cría y el gorjeo de los polluelos. Utiliza este estampado para los manteles y las servilletas, ya sea la celebración dentro o fuera.

- Dalo todo en Semana Santa. Es la única época, junto con la Navidad, en la que más es más y los colores y los brillos deben acaparar toda la atención. Pinta huevos de diferentes colores y colócalos como centros de mesa. Elabora nidos comestibles a partir de cereales unidos con chocolate fundido y rellénalos con huevos de chocolate recubiertos de azúcar; colócalos en cada salvamantel.

- Rellena jarras con piedrecitas, agua, nenúfares pequeñitos y flores, y colócalas como centros de mesa.

- Deja que tus invitados se elaboren sus propias bebidas. Prepara una variedad de sabores de diferentes colores en decantadores de cristal junto con una cubitera y agua con gas y sin gas.

- Olvídate de una cena copiosa y prepara una merienda —pastelitos finos y bocaditos decorados con mostaza, así como berros y flores primaverales comestibles— que se pueda transportar con facilidad en un cesto desde la casa hasta el jardín o el parque donde vayas a hacer el pícnic, si el tiempo lo permite. O, si lo prefieres, opta por una merienda más rústica con bandejas de embutido, quesos y *chutneys* —compotas agridulces a base de frutas o verduras—, bollitos y cuajada, sobre mesas de caballete al más puro estilo familiar.

Fiestas veraniegas

- Organiza una fiesta hawaiana, ya sea de día o de noche. No podrán faltar ni las chanclas, ni las camisas floreadas con brillo ni las guirnaldas hawaianas. Adorna la mesa con caracolas y sirve cócteles de coco en copas *tiki*. Si tienes una tabla de surf, colócala en horizontal para darle un aire más divertido a la fiesta. El hielo raspado es uno de los lujos característicos de las islas, así que invierte en una granizadora para un placer refrescante.

- Para una fiesta en el jardín, agujerea las conchas y las caracolas y cuélgalas con un hilo para darle un aire más veraniego. Con un espray de purpurina, dale un toque brillante al atardecer.

- Si hace mucho calor, plantéate poner unas sombrillas, enchufar ventiladores o buscar zonas de sombra para los invitados, sobre todo en una ocasión especial como esta en la que quieres que todos estén fuera. Los tipis y las tiendas indias están en auge y cada vez son más bonitos y económicos.

- Adorna los cuencos con agua azul, velas y pétalos flotantes que simulen un jardín acuático tipo zen.

- Una carpa de estilo árabe con colores y joyas llamativos te proporcionará un espacio adicional en el jardín si te hace falta. Dale a cada zona una finalidad específica: *chill-out*, bar o pista de baile.

- Dos palabras: guirnaldas luminosas. Durante una noche de verano larga y calurosa al aire libre, nunca hay suficientes guirnaldas luminosas.

- Cambia la idea de la barbacoa típica de hamburguesas, salchichas y ensalada de repollo por las tiras de cerdo, las costillas y las judías verdes. El bourbon es la bebida idónea con la que acompañar este tipo de comida. Un cóctel dulce como un Manhattan también es perfecto para una noche de verano.

- Para dar un toque de dulzura retro, coloca algunos palotes o bastones de caramelo sobre los cubiertos o las servilletas o en las jarras junto a la barra.

- Las banderitas quedan muy coquetas en un día de verano, ya que te recordarán a las fiestas de verano de antaño. Cuélgalas entre los árboles para darle una nota de encanto campestre.

- Pinta las piedrecitas que hayas encontrado en la playa para indicar el sitio de cada uno de tus invitados o haz barcos de papel en los que escribir los nombres.

- Prepara jarras de limonada muy fría y acompáñalas con queso y galletas saladas. La combinación es perfecta, lo prometo.

- ¿Estás pensando en alquilar algún tipo de entretenimiento? Una banda con tambores metálicos es la manera más original de entretener a tus invitados en verano; sus melodías rítmicas te transportarán a la playa en cuestión de segundos. Es una sorpresa perfecta si estás celebrando la fiesta en una ciudad. Lo mismo ocurrirá con la salsa o la samba.

- Sirve porciones pequeñas del popular *fish and chips* en periódicos viejos (sin gaviotas, eso sí).

- Rememora tu juventud: ofrece varias pistolas y globos de agua, así como una piscina infantil, para que tus invitados disfruten.

- Por la noche puede refrescar un poco, hasta en agosto, así que, si quieres que tus invitados continúen al aire libre, piensa en darles mantas o incluso radiadores, o plantéate la posibilidad de hacer una hoguera.

- ¿Quieres una fiesta de polos de helado? Prepara tú mismo tus polos de hielo con zumo de fruta natural e infusiones, rellenos también de embellecedores orgánicos como las bayas. Por supuesto, también está la opción de comprarlos hechos. ¿A quién le amarga un helado?

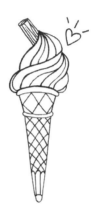

Alegrías otoñales

- A medida que va anocheciendo antes, ilumina tus veladas con candelas. Utiliza el ingenio. Coloca velas de té dentro de las calabazas, utiliza candelabros grandes, agrupa varias velas blancas en las esquinas. Ponlas en un lugar seguro, pero que permita perfumar el ambiente; utiliza un quemador con una esencia otoñal como la canela o la calabaza.
- Aprovecha la gran variedad de colores de las hojas y las ramas que se hayan caído (junto con un espray de purpurina de color naranja y plateado) para decorar las repisas y las mesas.

- Sácales brillo a unas castañas y átalas junto con una etiqueta pequeña para los cubiertos.
- Talla algunas calabazas y agrúpalas a la entrada de la fiesta, en el cuarto de baño o como centro de mesa.
- ¿Quieres celebrar la famosa Noche de Guy Fawkes? Coloca algunas bengalas pequeñas en los cócteles y en los postres y, después de la cena, reparte bengalas normales junto con las chocolatinas de menta y el café para tomar en el jardín.
- Gracias a una máquina de algodón de azúcar o de palomitas, podrás ofrecer toda la diversión de la feria sin salir de casa.
- La pesca de manzanas para adultos quizá no sea tan distinguida, pero con ella la diversión está garantizada. Monta la zona en el jardín.
- Prepara un puesto de bufet libre de patatas asadas: amontona las patatas y deja fuera los platos para que tus invitados se sirvan las legumbres, el queso, la mantequilla, el chili con carne o la nata.
- Si vas a dar una fiesta tipo cóctel, sirve minipastelitos de salchichas a modo de tapitas.
- Si se trata de una fiesta de Halloween, prepara los famosos trucos (como las cartas de preguntas del tipo «¿Alguna vez has…?») y tratos (como bolsitas de M&M de color naranja y marrón o garrapiñadas) junto a los cubiertos de cada invitado. Así estarán entretenidos entre plato y plato.
- Sirve cócteles fantasmagóricos para una noche espeluznante. La baba verde es opcional, pero si consigues que salga el humo de los vasos como cuando salen los zombis de las tumbas en *Thriller*, ganarás por goleada.

- Como obsequio, regálales a los invitados unos tarritos de mermelada o compota de frutas de la temporada. Las grosellas y los arándanos siempre funcionan muy bien.

Triunfos invernales

- Haz que tus invitados se sientan acogidos y cómodos en tu hogar a la luz de las velas dispuestas en el camino hasta tu casa o piso.
- Sirve copas de sidra o de vino caliente, acompañadas de algunas ramas de canela y de rodajas de naranja.
- Coloca botones o lentejuelas de color rojo y hojas verdes de helecho en las servilletas.
- Esta es la estación del brillo y la magia. No seas tímido y recurre a las guirnaldas luminosas, a la purpurina, a las velas y a las lentejuelas, no te contengas. Engalánate como anfitrión con tanto glamur como puedas.
- Unos frutos y unas ramitas ligeramente cubiertos de nieve artificial serán un centro de mesa muy festivo. Coloca algo de hiedra o muérdago en la parte trasera de las sillas. De hecho, para celebrar una feliz Navidad, adórnalo todo con muérdago.
- Si Jack Frost aún no te ha pintado las ventanas, ayúdale decorándolas con algunos diseños de copos de nieve.

- En diciembre, dale un toque de alegría a esas zonas más apagadas de tu casa con calcetines, espumillón y bolas de Navidad. Si colocas un abeto de verdad en la entrada, todos tus invitados se quedarán asombrados nada más entrar y el aroma les dará una cálida bienvenida.

- Coloca piñas o bastones de caramelo, acompañados de etiquetas marrones escritas a mano con los nombres de los invitados, para indicar dónde se sienta cada uno en la mesa.

- Si celebras una fiesta antes de la Navidad, no podrán faltar los famosos *crackers* ingleses. Al menos, uno por invitado.

- Una fiesta temática inspirada en *Las mil y una noches* (sofisticada, lujosa y suntuosa) hará entrar en calor a todos tus invitados, aunque sea una de las veladas más frías del año. Llena una sala con cojines muy grandes y coloca con tino las velas con aroma a naranja.

- Sirve un oporto o un jerez y, si no, intenta hacer un ponche de huevo. Decora los vasos con un borde de azúcar comestible de color verde, rojo, plata u oro y un puñado de arándanos.

- Podrás calentar el estómago de tus invitados mediante un minipudín de Yorkshire, especialidad de la gastronomía de Reino Unido, relleno de pavo y salsa de arándanos, seguido de una tartaleta más pequeña de tofe.

- Si pones un trineo como el de Papa Noel en la puerta, deja algunos obsequios o un cactus o un abeto pequeño con una nota que diga «Gracias por venir».

- Apréndete la canción *Auld Lang Syne* si celebras una fiesta de Año Nuevo. Siempre tiene que haber alguien que lleve la voz cantante.

- En febrero, rompe con la tradición y celebra el Día de las Amigas (Galentine's Day) y no San Valentín. Reúne a todas tus amigas (y a sus parejas si así lo prefieres) en tu jardín para celebrar una velada de hogueras, chocolate caliente y anécdotas divertidas en torno al amor.

Kiley, 36 años

«Por lo general cuesta bastante trabajo celebrar una cena, pero al aire libre y a finales de la primavera, con una predicción del tiempo que anunciaba tormentas eléctricas, me estaba arriesgando a tope. Había llovido durante veintiocho días seguidos. Sin embargo, sabía que casarme con los pies descalzos sobre la hierba y pasar la comida de una persona a otra tenía un significado tan espiritual para mí como el "Sí, quiero", así que no pensaba ceder. De pequeña, mi objetivo era estar al aire libre en todo momento y eso ha guiado siempre mis principios y pasiones. Casarme nunca había sido una prioridad, pero sí lo era cuidar de la Madre Tierra y compartir mesa con los amigos y la familia. Como te podrás imaginar, la Madre Naturaleza tenía reservado un sitio porque había influido mucho a la hora de convertirme en la mujer que soy hoy en día. Por suerte, se dispersaron las nubes y el sol brilló aquella tarde de mayo. A las seis de la tarde, todos nuestros amigos y familiares estaban congregados entre pinos y robles en el jardín. Hasta el papel en el que imprimimos el programa se podía plantar. Degustamos tiras de cerdo y pollo de granja. Lo acompañamos con pan de maíz y contamos historias de mi juventud y de la del que es ahora mi marido. Reímos, lloramos y comimos a la luz de las estrellas. La velada fue, simplemente, perfecta.»

Sorpresas animales

Para una mamá bastante cansada que vive en una nueva ciudad de Estados Unidos, la vida podría parecer un poco solitaria y estresante, pero —aunque pueda sonar un poco a la historia de *Cenicienta*— después de descubrir que nuestra casa estaba en una zona en la que habitaban numerosos tipos de aves y ardillas, me animaba mucho ver las criaturitas en su salsa en mi jardín. Instalé un comedero y una fuente de agua fuera, junto a la ventana de la cocina, para que, mientras que hacía la colada y machacaba cientos de aguacates, pudiera ver a las mamis peludas y adorables que preparaban la comida para sus crías. Mis hijos también se quedaban embobados mirando a nuestros invitados, sobre todo en esos días malos de nieve y hielo en los que era demasiado peligroso salir y nuestros únicos visitantes eran los cardenales de color rojo intenso y las ardillas peluditas que se posaban frente a nosotros.

Comida para los pájaros

Debemos ser cuidadosos con lo que les damos de comer a nuestros amigos alados, cuyas necesidades varían en fun-

ción de la especie, de la raza y
de la temporada. Para las aves,
el otoño y el invierno son las estaciones en las que más necesitan nuestra ayuda,
así que proporciónales
comida y agua de mane-
ra habitual; dos veces al
día si el tiempo es muy
extremo. Durante estos
días gélidos, dales a las

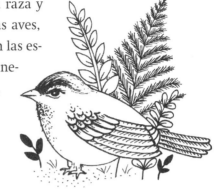

aves comida de buena calidad; investiga si hay semillas especiales para aves salvajes en las tiendas de animales o en los
viveros y pregunta qué tipo de comedero es más apropiado
para las aves de tu zona, para tu jardín y para tu nivel de
compromiso. Limpia los comederos con los restos de comida
que queden cada dos días y, una vez establezcas una rutina,
intenta cumplirla todos los días.

En primavera y en verano, acostúmbrate a revisar los comederos una vez al día y estate atento para mantenerlos limpios. No les des pan, cacahuetes y grasas, ni cualquier otro
alimento duro y seco que pueda ser perjudicial para los paja-
rillos. Atragantarse también es un problema grave para ellos,
no solo para los bebés humanos. A pesar de lo que creíamos
de pequeños, darles migas de pan no es una buena idea, ya
que apenas les nutre y el pan mohoso es nocivo. Presta atención a la cantidad de comida que dejan al final de cada día y
ajusta la cantidad que les dejes en función de eso.

Coloca los comederos lejos de los arbustos y de los árboles
para protegerlos de los gatos que puedan estar al acecho. Por
otro lado, no atraigas pájaros a tu jardín si tienes gatos y pe-

rros en casa. Coloca los comederos a un metro de la ventana para que no se estampen contra el cristal a toda velocidad, sino que vayan bajando hasta posarse en el comedero. Además, podrás disfrutar de verlos comer. Durante todo el año, si esperas atraer la fauna a tu jardín, evita el uso de espráis tóxicos y lleva cuidado al cortar el césped para no herir a las criaturas que pueda haber en la hierba.

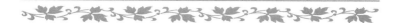

Reglas para dar de comer al zoo de tu jardín

- Utiliza comida de buena calidad.
- No animes a los animales a comer de tu mano ni a entrar en tu hogar.
- Asegúrate de que los utensilios, los comederos y las mesas estén limpios e higiénicos.
- No atraigas con comida a los tejones o los zorros si estás alimentando a algún erizo en tu jardín o en el del vecino. Ten en cuenta que los tejones se alimentan de erizos y que, por tanto, no es habitual que cohabiten erizos y tejones en la misma zona.
- Asegúrate de darle a cada animal la cantidad de comida que necesita. Un exceso de comida puede cambiar su comportamiento natural y su socialización. Además, cabe la posibilidad de que se vuelvan demasiado dependientes, por lo que, si te vas fuera, no podrán encontrar una alternativa que les aporte tal cantidad.

Si la señora Bigarilla y sus amigos vienen a merendar…

A los erizos les gustan los cacahuetes, los revueltos de semillas y los frutos secos que se utilizan como pienso para los pájaros. Puedes esparcirlo directamente por el césped. La comida enlatada para perros y gatos no está mal, pero la elaborada a partir de pescado se echa a perder muy rápido. El pan y la leche provocan diarrea a los erizos, así que evítalos a toda costa. Las ardillas grises pueden intimidar a otros animales, por lo que, si te apetece alimentarlas, mantenlas alejadas de los comederos para pájaros mediante alguna cúpula (una protección de forma cónica que se acopla a los comederos a una altura a la que las ardillas no pueden saltar). Si tienes la suerte de recibir a las pequeñas ardillas rojas, menos frecuentes, puedes alimentarlas con una tolva con pedal para que las ardillas grises más grandes no puedan acceder; también puedes recurrir a un comedero con una entrada que sea más pequeña para que no puedan meterse.

A los tejones les gustan los cacahuetes, la comida para perros, el pan y el queso. A los ratones y a los topillos les encantan las mezclas de grano. En los inviernos más extremos, los ciervos pueden entrar en tu jardín en busca de comida si vives en el campo, pero si los alientas a hacerlo te arriesgas a que te pisoteen el césped. Si te importa más darles de comer que cuidar la hierba, que sepas que les gustan los cereales, las zanahorias y el heno. Los zorros comen prácticamente de todo, desde las sobras de carne hasta los dulces, aunque sobre todo les gustan los cacahuetes. Si ves que la comida atrae a las ratas, procura ponerla en alto (para los pájaros) y no dejar nada fuera por la noche, que es cuando las ratas suelen salir a buscar comida (si quieres saber más, visita la página de la Real Sociedad para la Protección de las Aves o Royal Society for the Protection of Birds, una organización europea sin ánimo de lucro dedicada a la protección de la fauna salvaje).

MOMENTO MINDFULNESS

Comer alimenta el alma y preparar una comida con amor, ya sea para ti o para los amigos y la familia, también debería tener un efecto terapéutico. Prepárate un plato con los colores del arcoíris para iluminar un día aburrido. En un plato grande, coloca siete frutas de diferentes colores en círculos; también puedes hacerlo con las ensaladas o las verduras. Disfruta primero de la belleza visual y luego saborea la cosecha de colores. Por ejemplo, un posible surtido bonito de colores sería: fresas, gajos de mandarina, bolitas de melón, higos, arándanos azules, ciruelas y cerezas. ¡Que aproveche!

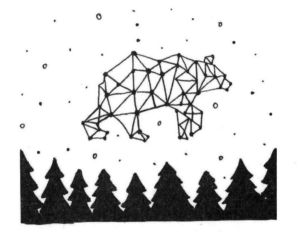

12

La llamada de la naturaleza

«Adopta el ritmo de la naturaleza: su secreto es la paciencia.»

Ralph Waldo Emerson

Las enseñanzas de los once capítulos anteriores han sido de especial importancia para mí, como madre agotada de cuarenta y pocos años que se está recuperando de un problema de salud y que al mismo tiempo aún sufre la pérdida reciente del único abuelo que le quedaba vivo. La vida y la muerte, el miedo y el dolor, me han oprimido el pecho demasiado a menudo últimamente y han sacudido mis entrañas: necesitaba un cambio. Quizá te hayas percatado de que tú también necesitas algún cambio en alguna faceta (o en todas) de tu vida para poder avanzar. Te has dado cuenta de que necesitas aprovechar lo bueno: los momentos valiosos en la naturaleza, el hecho de cuidar de ti mismo y disfrutar de la soledad, las relaciones auténticas con personas que te importan de verdad… Y que debes alejar todo lo malo, como preocuparte por las cosas que no puedes controlar o perder el tiempo con personas, lugares o cosas que no aportan beneficio alguno a tu salud física o mental.

Una vida bien vivida

La hipótesis del lecho de muerte puede ser un ejercicio mental muy útil. Si estuvieras en tu lecho de muerte, ¿en qué desearías haber aprovechado más el tiempo y en qué desearías no haberlo desperdiciado? No te arrepentirás de haber contemplado ese atardecer con tu pareja, aquel en el que vuestras manos se encontraron mientras el cálido resplandor del sol se escondía tras la línea del horizonte. No te arrepentirás de pasear los domingos con tus hijos cuando eran pequeños, en esa época en la que les fascinaba el mundo que se abría ante ellos. No te arrepentirás de las locuras y las vacaciones en la playa con tus amigos que disfrutasteis durante la adolescencia. Anhelarás volver a vivir esos momentos, aunque sea solo por un segundo, y sentirte como entonces. Tu corazón se debatirá entre las reminiscencias de la alegría de dichas experiencias y la tristeza que provoca la imposibilidad de repetirlas.

En tu lecho de muerte, te arrepentirás de no haberte preocupado más por tu salud, de haber abusado del teléfono móvil y de haberte quedado hasta tan tarde trabajando en el despacho. Te arrepentirás de no haberles dicho a tus seres queridos lo mucho que significan para ti. Te arrepentirás de haberte torturado por cosas por las que no podías hacer nada. Te arrepentirás de no haber abierto tu corazón a todo lo que el mundo quiere ofrecerte.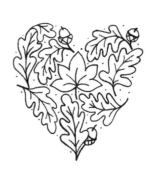

No esperes hasta que sea demasiado tarde. Empieza hoy mismo a vivir la vida que te mereces.

Cómo ser más feliz desde este mismo instante

¿Qué clase de persona quieres ser? Quieres ser feliz y estar sana, ¿verdad? Espero que los capítulos anteriores de este libro te hayan dado algunas ideas interesantes sobre cómo alcanzar dicho estado con ayuda no solo de la terapia del bosque, sino también de los buenos momentos con esa gente que merece la pena, el paso de las estaciones y la Madre Naturaleza. Eso no significa que dar paseos por la orilla del mar y abrazar árboles vayan a despejarte la mente de todos los temores y las inquietudes. Algunas cosas son demasiado tristes, complejas o dolorosas como para que se las lleve la brisa sin más, pero todo se puede mejorar. La luz puede traspasar la oscuridad y podemos aligerar el peso de la carga mental cuando empezamos a valorarnos y a rodearnos de lo que sabemos que es bueno para nuestro bienestar físico y mental: la familia que nos quiere, los amigos que nos aprecian, los paisajes que nos hacen soñar y aquellos ritos que nos proporcionan una sensación de satisfacción, calma y alegría. Esto nos ayuda a superar esos instantes en los que el viento arremete con fuerza contra las velas de nuestro barco y nos empuja directamente al fondo del mar. Requiere su tiempo —yo he tardado cuarenta años—, pero todos podemos aprender a aceptar el cambio, a agradecer los regalos que nos han dado, a reconocer que los desafíos a los que nos enfrentamos son lecciones que nos convierten en personas más valientes, más amables y más fuertes, y a superar esas rutinas del día a día que tanto trabajo nos cuestan y tan repetitivas pueden resultar, siendo conscientes de que hay que hacer ciertas tareas para que nuestro mundo funcione con normalidad.

Biofilia contra biofobia

Muchos necesitamos una llamada de atención y un cambio de actitud. Somos demasiados los que hemos estado sumidos en el miedo y el dolor —o dando la espalda a la inspiración— sin darnos cuenta siquiera. Tenemos que tomar una decisión y escoger un bando; el que escojamos debería ser aquel que nos permita dar cabida a la naturaleza y a lo mejor de nosotros mismos. Aquí tienes dos términos que te ayudarán a decidir cómo quieres ver el mundo y qué imagen quieres tener de ti mismo.

¿ERES BIÓFILO?

- ¿Sientes algún tipo de vínculo emocional o empático hacia la naturaleza y los seres vivos?
- ¿Amas la vida y sientes el impulso de protegerte a ti mismo y a aquellos que te rodean?
- ¿Te encanta chapotear en los charcos y oler las flores? ¿Te has quedado sin habla alguna vez ante las vistas impresionantes de una montaña o ante la melodía del océano?

Si has respondido que sí a todas estas preguntas, eres una persona biófila, lo que significa que sientes una fuerte atracción por el mundo vivo y por todo lo que hay en él.

¿ERES BIÓFOBO?

- ¿Sientes aversión hacia la naturaleza y te desagrada estar al aire libre?

- ¿Odias el barro, las tormentas repentinas o el cosquilleo de la arena entre los dedos de los pies?
- ¿Tienes miedo de lo que no puedes controlar? ¿Te pone de los nervios lo que no entiendes?

Si has respondido que sí a estas tres preguntas, eres una persona biófoba, lo que significa que das la espalda a tus antepasados y a tus sucesores y, lo que es aún más preocupante, pasas por alto las formas fáciles, rápidas y gratuitas de sentirte alegre y optimista que tienes a tu disposición. Vuelve a leer el libro y pásate a la biofilia.

Evie, 46 años

«Durante las pocas ocasiones en mi vida en las que me he sentido destrozada y profundamente triste, la naturaleza me ha curado. Al parecer, perderme por el bosque paseando y meditando hace desaparecer mis problemas mundanos. La belleza sobrecogedora, el aislamiento, el posible peligro, la intemporalidad... Todo eso es superior a cualquiera de mis obstáculos temporales. La naturaleza tiene el poder de sanarnos y ayudarnos a escapar de nosotros mismos.»

Los bosques en tu futuro

¿Cómo puedes hacer florecer tu relación con la naturaleza y conservarla de aquí en adelante? Está claro que hay cambios urgentes e imprescindibles que necesitamos llevar a cabo para proteger nuestro planeta, ya sea como individuos y como seres humanos, a nivel de comunidades y también de países. Debemos corregir nuestros hábitos diarios, reeducar a nuestra generación y a las siguientes y empezar a pensar a largo plazo qué podemos hacer para ayudar al medioambiente. Es muy sencillo, en realidad; puedes introducir mejoras pequeñas pero efectivas en tu vida y en las vidas de aquellas personas que te rodean, sacándoles todo el jugo a las experiencias al aire libre. Inténtalo con algunas de estas opciones:

- Ayuda a organizar o fundar un club de jardinería en algún colegio de tu localidad, en un parque de tu barrio, en una residencia de ancianos o en un centro de acogida para personas sin hogar.
- Únete a los voluntarios que se hacen cargo de los parques, los jardines públicos, los huertos, los centros de protección de la fauna o los sitios históricos.
- Con el permiso de las autoridades pertinentes, planta árboles o cualquier otro tipo de vegetación para embellecer tu entorno.
- Construye un huertecito o un herbario en el jardín de tu casa. Si no puedes, no dudes en respaldar la agricultura local consumiendo productos ecológicos siempre que sea posible.
- Organiza un grupo de senderismo, *jogging*, mindfulness o ciclismo.

- Recurre al abono natural y no te olvides de reciclar.
- Reduce el gasto de agua, electricidad y plástico, así como el uso del coche.
- Contacta con el ayuntamiento para enterarte de sus programas medioambientales y súmate a sus iniciativas.
- Toma conciencia de la manera en que gestionas tu hogar y tu jardín para contribuir a mejorar la calidad de vida de los que te rodean y del planeta. ¿Qué puedes añadir y de qué puedes deshacerte?
- Mantén limpia tu zona recogiendo la basura y organizando grupos para ello.
- Reúne a tus amigos y a tu familia en una fiesta o en una noche de pelis para celebrar el Día de la Tierra, el cambio de estación o el solsticio de verano o de invierno.
- Dedica el tiempo o el dinero que te puedas permitir o bien aporta tus ideas a organizaciones que promuevan la protección del medioambiente y la naturaleza respecto a un ámbito que te apasione: el mar, la agricultura, el bienestar animal… Sigue los dictados de tu corazón.
- Colecciona anécdotas, historietas y fotografías relacionadas con la naturaleza y la repercusión que esta tiene en tu familia. Reúnelas en un álbum de recortes para tus hijos.
- Crea alguna tradición en tu familia o entre tus amigos que implique actividades al aire libre, desde una caminata o visitar el enclave más bonito de la ciudad una vez a la semana hasta una acampada en esa cañada del bosque que tantas ganas tienes de hacer todos los años.

Gabrielle, 38 años

«Llevo en la sangre una fuerte conexión con las montañas. Mi padre se marchó de Nueva York para mudarse a las Montañas Rocosas unos años antes de que yo naciera. Durante mi infancia, nos llevó a mis hermanos y a mí a esquiar, a hacer senderismo, a caminar con raquetas de nieve... Hasta que falleció a principios del año pasado, su rutina diaria incluía una breve caminata montaña arriba por un cerro cerca de la casa donde vivíamos cuando yo era pequeña. Al llegar a casa se calzaba sus zapatos del trabajo e iba a visitar a sus pacientes; era uno de los mejores médicos de cabecera del pueblo. Justo antes de morir, colocamos su cama mirando hacia la cordillera que se hallaba al este de nuestra casa. Lo último que vieron sus ojos fue uno de sus paisajes favoritos. Esparcimos una parte de las cenizas por una de sus cimas preferidas, tal y como él quería; otra parte fue a parar al cerro por el que caminaba al empezar el día y el resto quedó repartido entre todos sus hijos, quienes las esparcimos por las colinas más cercanas a nuestras casas. Cuando me apetece hablar con él o sentir su presencia, me enfundo las botas de montaña y me adentro en la naturaleza. Lo hice por mi cuenta y casi por instinto en su primer cumpleaños después de morir, pero ahora mis hermanos y yo tenemos la tradición de escaparnos para subir a lo más alto no solo en su cumpleaños, sino también en el aniversario de su muerte y en el día del padre.»

Escalera de color

La terapia del color, también conocida como cromoterapia, es un modo muy alegre de introducir lo exterior en lo interior, de adoptar esos matices de la naturaleza que tanta tranquilidad y tanto bienestar te brindan y de utilizarlos para decorar y darle más alegría a tu hogar. Quédate con los tonos que más te gusten cuando estés caminando por el bosque o cerca del mar, ya sea haciendo fotos o reteniéndolos en tu mente; después, reinterpreta los efectos positivos que te proporcionan estos colores a través de la pintura, las obras de arte y aquellos objetos que te produzcan un sentimiento de felicidad o relajación. Aprovecha los colores procedentes de la naturaleza para plasmar el mundo en el que quieres vivir, incluso aunque no puedas salir de casa.

- **Amarillo.** Al igual que un paseo vigorizante por la arena dorada, este color nos hace sentir brillantes, seguros de nosotros mismos y con energía suficiente para cualquier actividad física y mental. Es genial para las habitaciones en las que se desarrollen todo tipo de relaciones sociales, como el comedor o la sala de estar, pero evítalo en los dormitorios porque quizá te cueste conciliar el sueño.
- **Azul.** Atrapa el cielo y el mar entre cuatro paredes. El azul celeste y sus tonos medios son relajantes, aportan serenidad y levantan el ánimo. Es perfecto para habitaciones destinadas a la tranquilidad y la meditación.
- **Lavanda.** Relajante y sosegado, el lavanda es ideal para los dormitorios o para las habitaciones de tu casa en las que te guste sentarte a leer o a meditar. Será como relajarse en un campo de flores silvestres.

- **Naranja.** Vivo y luminoso como el sol, recurre al naranja para despertar sensaciones cálidas y vivaces en la habitación en la que más sociabilices, convirtiéndola así en un lugar rejuvenecedor en el que pasar un buen rato.
- **Rojo.** Tan romántico como una rosa escarlata, este color puede ofrecer un toque cálido e íntimo, incluso sensual, pero también puede resultar claustrofóbico y agobiante en el lugar equivocado, así que ten cuidado.
- **Verde.** El color de la naturaleza por excelencia: los árboles, la hierba, el musgo y los prados. El verde se ajusta muy bien a todos los espacios domésticos, sobre todo a cualquier habitación en la que quieras potenciar la sensación de armonía y bienestar.

Cómo mantener una relación con la Madre Naturaleza en tiempos difíciles

A veces advertimos que nos falta alegría, positividad, energía o valentía. A veces nos derrumbamos; nos venimos abajo y nos escondemos, normalmente en casa, bajo el edredón, fuera del alcance de la luz del sol. En esos momentos, tienes dos opciones:

1. Pensar cómo mejorará tu estado de ánimo al estar en la naturaleza.
2. Trasladar el poder de la naturaleza a tu propia casa.

Para la primera opción, necesitas sacar partido de los recuerdos y recrearte en esa sensación de autoconciencia, teniendo presente que eres más feliz y fuerte cuando sales ahí fuera y te entregas a la naturaleza. Al mejorar tu estado de ánimo, tus niveles de energía aumentarán y la ansiedad se disipará. Recuerda que las relaciones enriquecedoras con la Madre Naturaleza contrarrestan los momentos de bajón y estimulan la creatividad, la inteligencia, la buena forma física, la inmunidad y la salud cardíaca. Además, determinados estudios afirman que disfrutarás de una vida más larga y feliz. Recordar todo esto puede motivarte a salir a tomar el aire.

Para la segunda opción, tendrás que darle la bienvenida a la Madre Naturaleza y acogerla en tu hogar como a la más distinguida de las invitadas cuando no te sientas capaz ni física ni mentalmente de ir a visitarla. Recurre a fotografías, cuadros o dibujos para rodearte visualmente de su belleza. Impregna tu refugio con esas fragancias que tanto alivian el estrés, ya sea en un baño de burbujas, en los productos faciales con aceites esenciales o en las velas de aromaterapia. Date el capricho y regálate un ramo de flores cada fin de semana. Dedícate a plantar macetas, balconeras y plantas de aire. Evoca tus momentos favoritos en el mundo natural y fantasea durante el día. Practica en casa el mindfulness que te envuelve en el mundo natural y encuentra un lugar que sea solo tuyo, un sitio en el que puedas disfrutar de una calma reconfortante. Algunos estudios han demostrado que contemplar imágenes de la naturaleza u oler sus aromas influyen positivamente en la salud mental.

Joven de corazón

No cabe la menor duda de que todos albergamos el deseo y el poder de mostrar la mejor versión de nosotros mismos y de ser los más felices cuando nos sumergimos en el entorno natural. Estoy segura de ello porque nacimos así. De pequeños:

Éramos exploradores.
Hacíamos preguntas sin cesar.
Asumíamos riesgos.
Cuidábamos las cosas.
Perseguíamos la felicidad.
Íbamos en busca del movimiento, la libertad y la buena
    salud.

De niños sabíamos que no había ninguna sensación que se pudiera comparar con chapotear en los charcos, saltar sobre las olas o empaparnos con la lluvia. En esos momentos, éramos —y todavía podemos serlo de adultos— la mejor versión de nosotros mismos, la más auténtica, la más feliz y la más valiente.

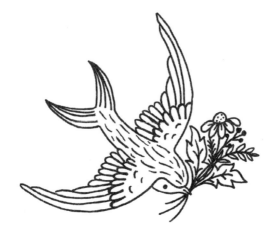

MOMENTO MINDFULNESS

Acércate a tu enclave natural favorito, un sitio en el que puedas sentarte tranquilamente sin miedo a que te interrumpan y sin limitaciones. Cierra los ojos, inspira y espira, y adopta una postura cómoda en el suelo. Siente cada extremidad, cada hueso y cada músculo. Deshazte de la rigidez y concéntrate en el sonido y el ritmo de tu respiración. Visualízate e imagina tu mejor yo. Obsérvate bien: cómo te has colocado, cómo sonríes, cómo interactúas con el mundo que te rodea. A continuación, sumérgete en tus pensamientos. Se consciente de cómo te sientes, cómo te quieres sentir, qué te hace feliz. Recuerda todo esto para el futuro. Capta la esencia de tu felicidad, tu individualidad, tu generosidad y tu energía. Abre los ojos sintiéndote afortunado de ser quien eres, de estar donde estás y del control que ejerces sobre tu futuro.

Lecturas recomendadas

Libros

Almon, Joan, *Playing It Up: With Loose Parts, Playpods, and Adventure Playgrounds*, CreateSpace, 2017.

Clifford, M. Amos, *The Little Handbook of Shinrin-yoko*, www.ShinrinYoku.org, 2013.

Gardner, Howard y Katie Davis, *The App Generation: How Today's Youth Navigate Identity, Intimacy, and Imagination in a Digital World*, Yale University Press, 2014.

Jordan, Martin y Joe Hinds, *Ecotherapy: Theory, Research and Practice*, Palgrave, 2016.

Louv, Richard, *Last Child in the Woods: Saving our Children from Nature-Deficit Disorder*, Atlantic Books, 2010.

McGeeney, Andy, *With Nature in Mind: The Ecotherapy Manual for Mental Health Professionals*, Jessica Kingsley Publishing, 2016.

Palmer, Sue, *Toxic Childhood: How the Modern World is Damaging Our Children and What We Can Do About It*, Orion, 2006.

Weaver, Dr. Libby, *Rushing Woman's Syndrome*, Hay House, 2017.

Williams, Florence, *The Nature Fix: Why Nature Makes Us Happier, Healthier, and More Creative*, W. W. Norton & Company, 2017.

Páginas web de interés

Para más información sobre National Trust, visita nationaltrust.org.uk

Para saber más sobre English Heritage, visita english-heritage.org.uk

Para saber más sobre Wildlife Trust, visita wildlifetrusts.org

Para saber más sobre terapia hortícola, visita Thrive.org.uk

Para últimas noticias, consejos e investigación sobre salud y zonas recreativas en Inglaterra, visita Public Health England en gov.uk/government/organisations/public-health-england

Para más información sobre la alimentación de las aves y la fauna, visita rspb.org.uk o discoverwildlife.com

Para más ciencia y estadísticas

Akers, A., Barton, J., Cossey, R. y cols. (2012), «Visual color perception in green exercise: Positive effects on mood and perceived exertion», *Environmental Science and Technology*, 46(16): 8661-6, http://www.ncbi.nlm.nih.gov/pubmed/22857379

Aspinall, P., Mavros, P., Coyne, R., Roe, J. (2012), «The urban brain: analyzing outdoor physical activity with mobile

EEG», *British Journal of Sports Medicine*,
http://www.ncbi.nlm.nih.gov/pubmed/23467965

Barton, J., Pretty, J. (2010), «What is the best dose of nature
and green exercise for improving mental health? A multi-
study analysis», *Environmental Science and Technology*, 44:
3947–55, http://www.ncbi.nlm.nih.gov/pubmed/20337470

Berman, M. G. Jonides, J., Kaplan, S. (2008), «The cognitive
benefits of interacting with nature», *Psychological Science*,
http://libra.msra.cn/Publication/6994981/the-cognitive-
benefits-of-interacting-with-nature

Children and Nature Network (2012), «Health Benefits to
Children from Contact with the Outdoor & Nature», 46
páginas, http://www.childrenandnature.org/downloads/
CNNHealthBenefits2012.pdf

Donovan, G. Butry, D. Michael, Y. y cols. (2013), «The
relationship between trees and human health: Evidence
from the spread of the EAB», *American Journal of Preventive
Medicine*, 44(2): 139-45,
http://californiareleaf.org/trees-in-the-news/the-
relationship-between-trees-human-health

Gies, E. (2006), «The Health Benefits of Parks», The Trust for
Public Land,
http://www.tpl.org/publications/books-reports/park-
benefits/the-health-benefits-of-parks.html

Hanson, P., Matt, F., Bowyer, J. y cols. (2016), «The Human
Health and Social Benefits of Urban Forests», Dovetail
Partners Inc. (1 MB PDF, 12 páginas)

Kuo, F. E., Taylor, A. F. (2004), «A potential natural treatment for attention-deficit/hyperactivity disorder: Evidence from a national study», *American Journal of Public Health*, 94(9): 1580–86, http://www.ncbi.nlm.nih.gov/pmc/articles/pmc1448497/

Lee, J., Park, B.-J., Tsunetsugu, Y. y cols. (2009), «Restorative effects of viewing real forest landscapes, based on a comparison with urban landscapes», *Scandinavian Journal of Forest Research*, 24(3): 227–34, http://www.tandfonline.com/doi/abs/10.1080/02827580902903341#preview

Lee, J., Park, B.-J., Tsunetsugu, Y. y cols. (2011), «Effect of forest bathing on physiological and psychological responses in young Japanese male subjects», *Public Health*, 125(2): 93-100, http://www.sciencedirect.com/science/article/pii/S0033350610003203

Li, Q. (2010), «Effect of forest bathing trips on human immune function», *Environmental Health and Preventative Medicine*, 15(1): 9-17, http://www.ncbi.nlm.nih.gov/pmc/articles/PMC2793341/

Li, Q., Kawada, T. (sin fecha, pero probablemente 2010), «Healthy forest parks make healthy people: Forest environments enhance human immune function», Department of Hygiene and Public Health, Nippon Medical School, Tokio (Japón), http://www.hphpcentral.com/wp-content/uploads/2010/09/5000-paper-by-Qing-Li2-2.pdf

Li, Q., Kobayashi, M., Kawada, T. (2008), «Relationships between percentage of forest coverage and standardized mortality ratios (SMR) of cancers in all prefectures in Japan», *Open Public Health Journal*, 1:1-7, http://www.benthamscience.com/open/tophj/articles/V001/1TOPHJ.pdf

Li, Q., Kobayashi, M., Wakayama, Y. y cols. (2009), «Effect of phytoncide from trees on human natural killer cell function», *International Journal of Immunopathology and Pharmacology*, 22(4): 951–9, http://europepmc.org/abstract/MED/20074458/reload=0;jsessionid=BnlPLmTxArJ6VpF0s%204MU.6

Li, Q., Morimoto, K., Nakadai, A. y cols. (2007), «Forest bathing enhances human natural killer activity and expression of anti-cancer proteins», *International Journal of Immunopathology and Pharmacology*, 20(2 Supl. 2): 3-8, http://www.ncbi.nlm.nih.gov/pubmed/17903349

Li, Q., Nakadai, A., Matsushima, H. y cols. (2006), «Phytoncides (wood essential oils) induce human natural killer cell activity», *Immunopharmacology and Immunotoxicology*, 28: 319-33, http://www.ncbi.nlm.nih.gov/pubmed/16873099

Maas, J., Verheij, R., Groenewegen, P. y cols. (2006), «Greenspace, urbanity, and health: How strong is the relation?», *Journal of Epidemiology and Community Health*, 60(7): 587-92, http://www.ncbi.nlm.nih.gov/pmc/articles/PMC2566234/

Maller, C., Henderson-Wilson, C., Pryor, A. y cols. (2008), «Healthy parks, healthy people: The health benefits of contact with nature in a park context. A review of relevant literature», 2.ª ed., Parks Victoria, http://parkweb.vic.gov.au/about-us/healthy-parks-healthy-people/the-research. (El documento está al final de la página.)

Ohtsuka, Y., Yabunaka, N., Takayama, S. (1998), «Shinrin-yoku (forest-air bathing and walking) effectively decreases blood glucose levels in diabetic patients», *International Journal of Biometeorology*, 41(3): 125-7, http://www.ncbi.nlm.nih.gov/pubmed/9531856

Park, B.-J., Furuya, K., Kasetani, T. y cols. (2011), «Relationship between psychological responses and physical environments in forest settings», *Landscape and Urban Planning*, 102(1): 24-32, http://www.sciencedirect.com/science/article/pii/S0169204611001368

Park, B.-J., Tsunetsugu, Y., Kasetani, T. y cols. (2010), «The physiological effects of Shinrin-yoku (taking in the forest atmosphere or forest bathing): Evidence from field experiments in 24 forests across Japan», *Environmental Health and Preventative Medicine*, 15(1): 18-26, http://www.ncbi.nlm.nih.gov/pubmed/19568835

Taylor, A. F., Kuo, F. E. (2009), «Children with attention deficits concentrate better after a walk in the park», *Journal of Attention Disorders*, 12(5): 402-49, http://jad.sagepub.com/content/12/5/402

Thompson, C. W., Roe, J., Aspinall, P. y cols. (2012), «More green space is linked to less stress in deprived communities: Evidence from salivary cortisol patterns», *Landscape and Urban Planning*, 105(3): 221-9,

http://www.sciencedirect.com/science/article/pii/
S0169204611003665

Townsend, M. (2008), «Healthy parks, healthy people: The
health benefits of contact with nature in a park context:
A review of relevant literature», Deakin University,
Burwood, Melbourne, Australia, http://parkweb.vic.gov.
au/__data/assets/pdf_file/0018/313821/HPHP-deakin-
literature-review.pdf

Tsunetsugu, Y., Lee, L., Park, B.-J. y cols. (2013), «Physiological
and psychological effects of viewing urban forest
landscapes assessed by multiple measurements»,
Landscape and Urban Planning, 113: 90-93, http://www.
sciencedirect.com/science/article/pii/S0169204613000212

Tsunetsugu, Y., Park, B., Miyazaki, Y. (2010), «Trends in
research related to "Shinrin-yoku" (taking in the forest
atmosphere or forest bathing) in Japan», *Environmental
Health and Preventative Medicine*, 15(1): 27–37,
http://www.ncbi.nlm.nih.gov/pmc/articles/PMC2793347/

Ulrich, R.S. (1999), «Effects of gardens on health outcomes:
Theory and research», en C. Cooper-Marcus y M. Barnes
(eds), *Healing Gardens: Therapeutic Benefits and Design
Recommendations*, Nueva York: John Wiley, pp. 27-86,
http://www.majorfoundation.org/pdfs/Effects%20of%20
Gardens%20on%20Health%20Outcomes.pdf

Agradecimientos

Gracias al maravilloso grupo de gente que hizo despegar este libro, ¡sois un soplo de aire fresco! Zoe Ross, mi agente, me encantan tu entusiasmo, tu eficiencia y tu tranquilidad. Tengo muchísima suerte de contar contigo y con el equipazo en United Agents, sobre todo con los buscavidas Alex Stephens y Georgina Le Grice.

Gracias a Jillian Young, que me encargó el libro, y a Anna Steadman, que ayudó a publicarlo; vosotras, vuestra excelencia editorial y vuestra visión moláis mucho. Gracias a Jillian Stewart por purgar de preocupaciones el manuscrito y a Stephanie Melrose por tus apasionantes ideas. A todo el mundo en Piatkus y Little, Brown: ha sido una delicia trabajar con vosotros. ¡Quiero venir más a pasar el rato en vuestra azotea, por favor!

Ruth Craddock, la ilustradora del libro: me chiflan tus fantásticas ilustraciones desde hace años y estoy contentísima de que ahora decoren mis palabras.

A los amigos que me contaron sus historias alentadoras o desgarradoras para incluirlas en el manuscrito: vuestros relatos sobre la naturaleza son mi parte preferida del libro y os agradezco muchísimo la sinceridad. Gracias a Rosie, que me hizo caer en la cuenta de que en este tema había material para un libro. Y gracias a los padres de Highland Park Elementary y Crenshaw Athletic Club que cada día se han apuntado conmigo y con mis granujillas, independientemente del tiempo que hacía, a dejar que nuestros pequeños salvajes disfruten al aire libre.

A mi fantástica familia, a mis preciosos ahijados y a mis amigos incondicionales: sois mi primavera, mi verano, mi otoño y mi invierno. ¡Gracias por la felicidad que me proporcionáis todo el año!

ECOSISTEMA DIGITAL

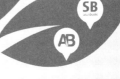